症例で学ぶ

救急隊員のための病院連絡テクニック

Effective Tool Book

編集

新潟医療福祉大学医療技術学部救急救命学科 教授
竹井 豊

ぱーそん書房

■ 執筆者一覧 ■

■ 編 集

竹井　豊（新潟医療福祉大学医療技術学部救急救命学科 教授）

■ 執筆者一覧

竹井　豊（新潟医療福祉大学医療技術学部救急救命学科 教授）

川上　一岳（新潟医療福祉大学医療技術学部救急救命学科 教授）

江部　克也（新潟医療福祉大学医療技術学部救急救命学科 教授）

麻田　外作（新潟医療福祉大学医療技術学部救急救命学科 教授）

大松健太郎（新潟医療福祉大学医療技術学部救急救命学科 准教授）

安達　哲浩（新潟医療福祉大学医療技術学部救急救命学科 講師）

高橋　司（新潟医療福祉大学医療技術学部救急救命学科 講師）

外山　元（新潟医療福祉大学医療技術学部救急救命学科 講師）

尾﨑あかね（新潟医療福祉大学医療技術学部救急救命学科 助教）

■ 執筆協力者

小西　勝（日本赤十字社長岡赤十字病院）

堀口　慎正（医療法人社団康心会湘南東部総合病院）

春川　一樹（JA新潟厚生連柏崎総合医療センター）

腹子　歩夢（一般財団法人脳神経疾患研究所附属 総合南東北病院）

長谷川　憲（柏崎市消防本部）

中村　陽一（白山野々市広域消防本部）

■ はじめに ■

　救急隊員は現場において傷病者の状態を的確に評価し、適切な応急処置を実施しながら、医療機関と連絡を取り合い、傷病者を速やかに搬送するという極めて重要な役割を担っています。特に救急医療の現場では、救急隊から医療機関への迅速かつ正確な情報伝達が傷病者の予後を左右する重要な要素の1つです。

　しかしながら、現場活動の中で医療機関に正確な情報を伝えることは、容易なことばかりではありません。救急隊員は、医療現場を見ていない医師や看護師に対して、短時間で傷病者の状態や処置内容を伝達する必要がありますが、その際、情報の過不足や誤解が生じることがあります。

　本書では、救急隊員が医療機関に対して適切な情報を伝達し、効果的な連携を図るための「病院連絡要領」を体系的に示すとともに、具体的な事例を通じてそのポイントを理解できるように構成しています。また、本書は元救命救急センター長としての視点、ならびに救急救命士としての現場経験を踏まえたものであり、救命救急センターや二次医療機関で勤務する医師、看護師、救急救命士、さらには消防機関で勤務する救急救命士らから聞き取った実際の情報伝達内容を反映しています。

　なお、本書では「病院連絡」という文言を使用していますが、実際の現場では「医療機関連絡」が適切な場合もあります。傷病者の収容先が必ずしも「病院」に限定されないためです。しかし、わかりやすさを優先し、本書では「病院連絡」という文言を使用しています。

　救急隊員による病院連絡の要領は、各地域や組織の事情によって異なるため、各地域の事情に応じた要領の検討が望まれます。本書がその検討の叩き台となることを期待しています。また、救急救命士法に基づく指示要領や、病院連絡に関する現状と課題についても触れ、救急隊員と医療機関の連携強化のためのツールとテクニックを提供します。救急医療の質を向上させ、最終的には、より多くの命を救うためのガイドとして、本書が役立つことを願っています。

令和 6 年 11 月吉日

竹井　豊

■目　次■

0 序　章 —————————————————————————— 1

1 救急隊員のミッションと医療引き継ぎの重要性 ————— 4

   A　救急隊員の役割と責任 ……………………………………… 4

2 病院連絡の基礎知識 ————————————————— 8

   A　病院連絡の目的と目標 …………………………………… 8
   B　基本的な連絡手順 ………………………………………… 9
   C　効果的なコミュニケーションの基本要素 …………… 11

3 病院との連携強化のためのツールとテクニック ———— 13

   A　SBAR 手法 ………………………………………………… 13
   B　MIST 手法 ………………………………………………… 16

4 病院連絡の現状と課題 ———————————————— 19

   A　救急隊員が抱える課題とその対応 …………………… 19
   B　医療機関が抱える課題とその対応 …………………… 21
   C　考えられる対策 ………………………………………… 25

5 医師に具体的指示を求める際の病院連絡要領 ————— 27

   A　医師の具体的指示 ……………………………………… 27
   B　特定行為指示要請の組み立て方 ……………………… 28

6 コミュニケーションスキルの向上 —————————— 30

   A　コミュニケーションとは何か？ ……………………… 30
   B　言語コミュニケーション ……………………………… 32
   C　準言語コミュニケーション …………………………… 33
   D　非言語コミュニケーション …………………………… 34

7 ケーススタディ —————————————— 35

A 病院連絡の一般的な流れ……………………………………… 35

症例番号	疾患など	
〈 収容依頼 〉		
症例 1	脳卒中	38
症例 2	くも膜下出血	40
症例 3	痙攣重積発作	42
症例 4	気管支喘息	44
症例 5	慢性閉塞性肺疾患（CO₂ナルコーシス）	46
症例 6	肺血栓塞栓症	48
症例 7	急性心筋梗塞	50
症例 8	うっ血性心不全（慢性腎不全・陳旧性心筋梗塞）	52
症例 9	大動脈解離	54
症例10	糖尿病ケトアシドーシス	56
症例11	食道静脈瘤破裂	58
症例12	アナフィラキシーショック	60
症例13	精索捻転症	62
症例14	急性腰痛症	64
症例15	急性緑内障発作	66
症例16	溶連菌感染症による壊死性筋膜炎	68
症例17	認知症	70
症例18	敗血症（誤嚥性肺炎）	72
症例19	妊娠高血圧症候群	74
症例20	解離性障害	76
症例21	良性発作性頭位めまい症	78
症例22	アダムス・ストークス症候群	80
症例23	尿路結石	82
症例24	消化性潰瘍	84
症例25	インフルエンザ感染症	86
症例26	全身熱傷	88
症例27	出血性ショック（骨盤骨折の疑い）	90
症例28	クラッシュ症候群	92
症例29	一酸化炭素中毒	94
症例30	風邪薬大量服薬	96

症例番号	疾患など	
症例31	腹部打撲	98
症例32	緊張性気胸	100
症例33	多発外傷	102
症例34	くも膜下出血	104
症例35	頸髄損傷	106
症例36	大腿動脈損傷	108
症例37	上腸間膜動脈閉塞症	110
症例38	急性喉頭蓋炎（小児）	112
症例39	偶発性低体温	114
症例40	熱中症	116
〈 特定行為指示要請 〉		
症例41	急性心筋梗塞	118
症例42	心肺停止（くも膜下出血）	120
症例43	心肺停止（気管支喘息）	122
症例44	出血性ショック（骨盤骨折の疑い）	124
症例45	低血糖発作・ブドウ糖投与前	126
〈 特定行為実施後収容依頼 〉		
症例46	心肺停止（急性心筋梗塞）	128
症例47	心肺停止（くも膜下出血）	130
症例48	心肺停止（気管支喘息）	132
症例49	出血性ショック（骨盤骨折の疑い）	134
症例50	低血糖発作・ブドウ糖投与後	136

8 トレーニングと教育プログラムの開発 ——————— 138

A 効果的なトレーニング方法…………………………………… 138
B フィードバックと継続的改善………………………………… 139
C シミュレーション教育の導入………………………………… 139
D 持続的な教育プログラムの設計……………………………… 140

9 未来の救急医療と病院連絡の展望 ——————— 141

A 新技術の導入とその影響 …………………………………… 141
B 新技術のメリット……………………………………………… 141
C 新技術の活用方法……………………………………………… 142
D 新技術の普及と課題…………………………………………… 143
E 今後の展望……………………………………………………… 144
F まとめ…………………………………………………………… 145

付録　診療科目の概要　146
　　　参考文献　148
　　　参考情報　149

0 序　章

　救急隊員には、傷病者の病態を把握して、適切な医療機関を選定し搬送するといった固有の業務があります。一般的な救急隊員の現場活動では、医療機関への収容依頼や特定行為の具体的指示を得るために、オンライン音声で傷病者の情報を医師に伝えなければなりません。救急隊員は救急活動において、現場を見ていない・イメージできない院内の医師に対してオンライン音声で傷病者の置かれている状態、病態などを端的に伝える能力が求められますが、この「病院連絡」に特化した教育プログラムは現在のところ存在しません。

　「平成30年度救急業務のあり方に関する検討会（消防庁）」では、救急隊の現場活動時間は延伸傾向にあり、医療機関への電話連絡時に病院側から求められる情報量の多さや、傷病者・家族のニーズの多様化による連絡時間の増加が大きな要因であると報告されています。さらに、この救急隊員による病院連絡内容が要領を得ないために、医療機関選定と現場活動時間の延伸にも影響を及ぼしている現状があります。

　救急隊員の医療従事者に対する情報伝達コミュニケーションスキルについては、諸外国でも課題となっています。海外では救急隊員が病院に連絡してから搬送先医療機関を決定するというよりは、医療機関到着後に院内で受付をするといったシステムを採用している地域もあり、電話による病院連絡ではなく、病院到着後の医療引き継ぎ・申し送りの仕方・内容についての課題が指摘されています。

　情報伝達に関する具体的な課題は次のとおりです。

1. 情報伝達能力の現状

　救急隊員の医師に対する申し送りは、ある研究によると現場状況と傷病者のバイタルサインは約半数が、傷病者の病態は3割程度しか伝達されていないといった、救急隊員の医師への申し送り内容の質の低さが報告されています。

　また、別の研究でも、傷病者の主訴、救急隊の行った処置に関する情報は多く

の例で伝達されたものの、傷病者の観察所見、病歴、年齢、さらに呼吸数、心拍数、酸素飽和度、血圧などのバイタルサインに関する情報は十分に伝達されていない例が多いことが報告されています。

2. 情報伝達欠如の要因

　システマティック・レビューにより検出された論文から質的なデータを抽出し、テーマ別総合評価法を用いて評価した研究では、救急隊員の情報伝達コミュニケーション能力習得の障壁として、「無関心と無礼、環境要因、冗長性、想起不良、技術的問題、目標と視点の衝突、情報の劣化、情報の喪失、標準化の欠如、トレーニング不足、遅延、フィードバック不足」といったキーワードが抽出されました。また、Webベースの学習はシミュレーションよりも効果が劣る教育介入であること、単に自己学習だけでは教育効果が少なく、Web学習に加え、なんらかの教育介入が必要であることが示唆されています。

3. 教育介入の効果

　救急隊員による医師への傷病者の申し送りは、その後の院内での傷病者の診断、治療に重要な影響を与えるため、質の高い治療に不可欠な要素です。そのため、救急隊員の医師に対する情報伝達コミュニケーション能力の習得が重要と言えます。インターネットWebサイトを使った教育介入実験では、介入前後で救急隊員の医師への申し送りの正確性に有意差を認めず、より適切な教育介入策が求められると示されています。また、トレーニング後のデブリーフィングは、特定の事項や学習目標に焦点を当てることに役立ち、時間管理を容易にするものの、デブリーフィングを指導する側の個人の特性によって影響が異なることが示唆されています。

4. 効果的な情報伝達ツール

　院内における医療従事者間のコミュニケーションツールであるSBAR（Situation：状況、Background：背景、Assessment：評価、Recommendation：推奨）は、院内での申し送りの質を高めるために開発され、傷病者の安全性を高めることが期待されています。SBARの実践は特に電話でのコミュニケーション

を行う際に有効であることが研究で示唆されています。

　以上、これらの課題を踏まえて医療機関に伝達すべき医療情報とその伝達要領をまとめました。

① 救急隊員のミッションと医療引き継ぎの重要性

A 救急隊員の役割と責任

救急隊員は、

1. 救急要請に対して迅速に現場に駆け付け
2. 傷病者に対して適切な応急処置を提供し
3. 医療機関に迅速に搬送する

ことを使命としています。単なる「運び屋」ではなく、専門的な知識と技術を駆使して傷病者の命を救う重要な職務を担っています。救急隊員の役割については以下に大別できます。

1. 準備と迅速な出動

救急隊員には、まず救急指令に対して即座に反応することが求められます。そのため、いついかなる時にも救急車を出動できるように万全の準備をしておく必要があります。準備を怠らないことは救急隊員のプロフェッショナルな部分の1つです。

2. 現場での的確な評価

救急事案が発生した現場へ迅速に到着し、状況を迅速かつ正確に評価することにより、傷病者の状態を把握し、最適な応急処置を開始することができます。

①現場評価の重要性

現場到着後の安全確認、疾病・外傷発生状況の確認は、的確な現場活動の第一歩です。

②傷病者評価の重要性

迅速かつ正確な初期評価により、傷病者の状態を把握することで、最適な応急処置を開始することができます。これには意識レベル、呼吸状態、循環状態の評

価などが含まれます。

③時間の重要性

心肺停止や重篤な外傷のような緊急性の高い傷病者においては、初期の数分が生死を分けます。例えば、心肺停止の場合では、早期の蘇生開始や AED の使用が蘇生率を大幅に向上させます。

3. 専門的な応急処置

救急隊員は、心肺停止や重篤な外傷などの傷病者に対して、専門的な応急処置を提供します。声門上気道確保器具使用のほか、各種認定をもった救急救命士であれば気管挿管、薬剤投与などを行うことができます。救急救命士の行う救急救命処置のうち特定行為については、医師の具体的な指示の下で行われることになりますが、それ以外については、救急活動プロトコルに従って包括的指示の下で実施することとなっています。

①早期の応急処置

現場で必要な応急処置を早期に開始します。例えば、出血のコントロール、気道確保、酸素投与などが迅速に行われることで、傷病者の状態を安定させることができます。

②救急救命処置の実施

現場で行われる救急救命士による救急救命処置は、傷病者の状態悪化を改善させることが期待できます。

③時間の重要性

すべての傷病者に対して、現場での処置に時間をかけることで救命率が向上するとは限りません。ロード＆ゴーの適応であるかを判断し、適応ならば医療機関での早期治療を目的とした早期の救急現場の離脱も傷病者の予後にとって重要な要因となります。

4. 医療機関の選定

救急隊員による傷病者の収容先医療機関の選定は、傷病者の予後を左右する重要な要素です。医療機関の選定には、消防法第 35 条の 5「傷病者の搬送及び傷病者の受け入れ実施に関する基準」を遵守するとともに、以下の要素が考慮され

ます。ただし、地域の医療事情や時間帯などにより、状況がかなり異なることがあります。

1. 傷病者の状態や、考えられる疾病とその緊急度・重症度
2. 傷病者の既往歴やかかりつけ医療機関
3. 医療機関の専門性や対応能力
4. 医療機関までの距離や受け入れ状況

適切な医療機関を選定することで、以下のようなメリットが挙げられます。

①適切な治療の確保

傷病者の状態に最も適した医療機関を選定することで、迅速かつ適切な治療を受けることが可能となります。特に重篤な症状や専門的な治療が必要な場合には、専門科のある医療機関への搬送が重要です。

②治療開始までの時間の短縮

傷病者の状態に最も適した医療機関を選定することで、医療機関での治療開始までの時間を短縮し、傷病者の予後悪化を改善することが期待できます。

③医療資源の最適化

適切な医療機関を選定することで、医療資源の無駄遣いを防ぎ、効率的な医療提供を可能とします。例えば、軽症の傷病者を三次医療機関に搬送するのではなく、適切な初期または二次医療機関に搬送することで、三次医療機関の負担を軽減できます。

5. 傷病者の搬送と医療への引き継ぎ

傷病者を適切な医療機関に搬送し、医師や看護師に対して詳細な医療情報を引き継ぐことも、救急隊員の重要な役割です。

①搬送の迅速さと安全性

傷病者の状態が急変する可能性があるため、迅速に医療機関に搬送することが重要です。特に心肺停止や重篤な外傷の場合、搬送の遅れは命にかかわるリスクを増大させます。搬送中もバイタルサインのモニタリングや必要な処置を続けることが重要です。

②詳細な医療情報の引き継ぎ

救急隊員が現場で収集した情報を正確に医療機関に伝えることで、適切な治療

が迅速に開始されるようにします。発症状況、現在の病態、応急処置の内容、既往歴などを詳細に報告することが重要です。

6. 多職種連携とチーム医療

　救急隊員は、医療機関到着後に医療機関内のスタッフとも積極的に連携することが求められます。医師や看護師に対する医療情報の引き継ぎだけでなく、救急処置室内でのストレッチャーへの傷病者の移乗などを医療機関スタッフと協力することも大切です。

　医療機関到着直後は、傷病者の管理責任の所在がはっきりしないこともあるので、傷病者の急変時に迅速に対応できるよう注意が必要です。なお、搬送後の確定診断名だけでなく、治療・予後などについても、搬送医療機関と後日、情報共有し、特異な事例では症例検討会を行うことで相互の理解が深まります。

7. 継続的な教育と専門性の向上

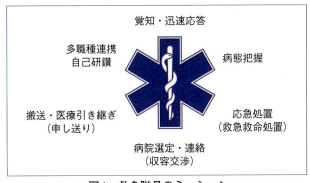

図1　救急隊員のミッション

　救急医療の現場は日々進化しており、救急隊員も常に最新の知識と技術を習得する必要があります。継続的な教育と訓練を通じて、専門性を高め、地域住民の期待に応えることが求められます。また、救急救命士の職域は病院内にも拡大しており、新たな役割に対応するための研修も必要です。このように救急隊員は、地域住民の命・身体を守るために多岐にわたる責任を担っています。救急隊員のミッション（図1）は、地域住民の安全・安心を守るために不可欠で、それらを果たすためにも各機関・各々の日々の努力と連携が必要です。

② 病院連絡の基礎知識

A｜病院連絡の目的と目標

1. 迅速で正確な情報伝達

①時間の重要性

迅速な情報伝達により、医療機関は必要なスタッフを収集し、適切な準備を整え、救急隊が到着後すぐに必要な処置を開始できるようになります。

②情報の正確性

医療機関は救急隊からの正確な情報伝達により、傷病者の状態を適切に判断し、最適な治療を行うことが可能になります。①発症状況、②現在の病態、③実施した応急処置・救急救命処置、④既往歴、などの情報を正確に伝えることが重要です。

2. 傷病者の最適な治療のための連携

①多職種連携

救急隊員と院内の医療スタッフが連携することで、傷病者に対する一貫した医療が提供されます。連携の強化により、治療の質が向上し、傷病者の予後改善が期待できます。

②治療計画の共有

病院への連絡を通じて、救急隊員の観察結果や処置の内容を共有し、病院到着後の治療計画を立てるための事前情報を提供します。

B 基本的な連絡手順

1. 一般的な病院連絡

　傷病者の状態に応じて病院連絡を行うタイミングと回数は異なります。通常は1回の電話で病院側が求める医療情報をすべて伝えます。この際、5W1H（**表1**）

表1　伝達すべき医療情報（5W1H）

	When（いつ）	発生時刻、時間経過
	Where（どこで）	発生場所、現場の状況
5W	Who（だれが）	傷病者の年齢、性別、氏名
	What（何を）	傷病者の主訴や主な外傷
	Why（なぜ）	受傷機転や原因
1H	How（どのように）	症候、痛みの性状など

の情報を包括的に報告する必要があります。

　一般的な病院連絡での会話を下記に示します。医療機関側から求められる医療情報は、傷病者の状態や考えられる疾病とその緊急度・重症度、傷病者の既往歴やかかりつけ医療機関によっても異なります。さまざまな症例に対する病院連絡要領は第7章「ケーススタディ」を参照ください。また、それらは医療機関の専門性や対応する医師や看護師によっても異なる可能性があるため、あくまでも1例として捉えてください。

一般的な病院連絡の例

救急隊「○○救急隊の○○です。○○病院ですか」。

病　院「○○病院の○○です」。

救急隊「傷病者の収容依頼です。60歳、男性、自宅で急に胸痛と呼吸困難を訴えたとのことで救急要請がありました。救急隊到着時、意識清明、呼吸数24回、脈拍橈骨で100回、SpO₂はルームエアで90%、血圧90/60mmHg、顔面からの冷汗が著明、前胸部に絞扼感を訴え、発症から30分経過しますが現在まで改善は認められません。心電図モニターではⅡ誘導でSTの上昇を認めます。現病歴は高血圧で○○クリニックに通院中です。現在、半坐位の状態でリザーバ付きフェイスマスクで6L酸素投与し、SpO₂は98%です。収容いかがでしょうか」。

病　院「収容可能です。お名前と生年月日を教えてください。同乗者はいますか？」

救急隊「お名前は○○○○さん、60歳、生年月日は19○○年○月○日です。息子さんが同乗します」。

2. 第1報（ファーストコール）と情報収集

①第1報の重要性

　緊急度の高い傷病者、例えば心肺停止傷病者や「ロード & ゴー」適応の傷病者の場合、迅速に搬送先医療機関を決定する必要があります。そのため、とりあえず第1報として、傷病者の受傷機転や主訴、傷病者の状態、救急隊員の行った処置、到着予定時刻などの医療機関側が受け入れ可能かを判断するための情報を簡潔に伝えます。収容が可能ということであれば、救急車を医療機関に向けて出発させることができるので、救急現場で滞在する時間を最小限にすることが可能となります。その後、搬送途上にその他の必要な医療情報や傷病者の容態の変化などを第2報として伝達します。

②情報整理と報告

　現場で収集した情報を整理し、明確かつ簡潔に伝えるための準備を行います。情報の優先順位を決め、重要な情報から順に伝えるようにします。

第1報の例

救急隊「○○救急隊の○○です。○○病院ですか」。
病　院「○○病院の○○です」。
救急隊「ロード＆ゴー適応の交通外傷傷病者の収容依頼です。30歳、男性。バイクの単独事故、走行中にカーブを曲がり切れずにガードレールに衝突したものです」「左胸部に打撲痕、圧痛激しく、左呼吸音が減弱しています」「意識レベルはJCS1桁、顔面蒼白、冷汗あり、呼吸は浅く速く、橈骨動脈微弱で速く、ショック状態です」「高濃度マスクで酸素投与、現在バックボードに固定しています」「病院到着まで20分程度。詳細は第2報をしますが、収容いかがでしょうか」。
病　院「了解しました。収容可能です。後で詳しい情報を電話してください」。

---

3. 第2報（セカンドコール）と情報整理

①第2報の活用

　緊急度・重症度の高い傷病者の場合、救急車が病院に向かっている途中に、救急隊員に余裕ができた段階で、あるいは傷病者の状態が安定した段階で、第2

報として詳細な情報を提供します。

第2報の例

救急隊「〇〇救急隊の〇〇です。〇〇病院ですか」。
病　院「〇〇病院の〇〇です」。
救急隊「さきほどの30歳、男性、交通事故の傷病者についての第2報です。意識レベル低下と胸部に皮下気腫が出現しました。バイタルサインは、意識JCS II-30、呼吸浅く32回、脈拍橈骨で100回、血圧90/60mmHg、SpO_2は高濃度酸素10L投与下で87%。外傷部位は左胸部に打撲痕、圧痛を認め左呼吸音減弱、皮下気腫と頸静脈の怒張もみられます。そのほかに外傷は確認できません」。「お名前は〇〇〇〇さん、30歳、生年月日は19〇〇年〇月〇日です。同乗者はいません。到着まであと5分程度です」。
病　院「了解しました。待っています」。

具体的な病院連絡の例、第1報の例は第7章「ケーススタディ」に示しています。

C｜効果的なコミュニケーションの基本要素

1. 明瞭で簡潔な表現

①結論・要点を最初に伝える

どのような傷病者の収容依頼なのかを端的に最初に伝えることで、聞き手は必要な情報をすぐに把握し、その後の内容をより理解しやすくなります。

②簡潔な情報伝達

情報を伝える際には、**簡潔かつ明瞭な表現**を心がけます。医療従事者間で通じる専門用語など、わかりやすい言葉で伝えることが重要です。

③焦点を絞る

重要な情報に焦点を絞り、不要な情報を省くことで、受け手が迅速に理解できるようにします。

2. 適切な質問と確認

①質問の活用

医師や看護師が求める医療情報のうち、伝達が不足している情報がないか、適宜確認を行います。

②確認の重要性

情報伝達後に、受け手が理解したかどうかを確認することが重要です。リピートバック（相手の言葉を繰り返して確認する）やクエスチョンバック（質問して理解を確認する）を活用します。

3 病院との連携強化のための ツールとテクニック

A | SBAR 手法

1. SBAR とは

　SBAR（Situation-Background-Assessment-Recommendation）手法は、医療現場における効果的なコミュニケーションツールとして広く活用されています。この手法は、状況（Situation）、背景（Background）、評価（Assessment）、推奨（Recommendation）の頭文字を取ったもので、これら4つの要素に基づいて情報を整理し、伝達するためのフレームワークです。2006年に米国国防総省（Department of Defense；DOD）と米国医療研究品質局（Agency for Healthcare Research and Quality；AHRQ）によって、医療チームの成果と患者の安全性を向上させるための戦略と方法を提供する「チームSTEPPS」が開発されました。この中で、SBARは情報伝達の標準ツールとして導入が推奨されており、救急事案や日常の他職種間の申し送りにおける適切な情報伝達に有効であるとされています。

2. なぜ SBAR が使われているのか？

　医療現場では、多くの職種が協力して傷病者ケアを行う必要があり、その中で**迅速かつ正確な情報伝達**が求められます。しかし、コミュニケーションの不備や情報の誤解は、医療事故や治療の遅延を引き起こすリスクがあります。SBARは、これらの問題を解決するためのツールとして導入されました。SBARを使用することで、**情報の抜け漏れや誤解を防ぎ**、医療従事者間の**共通理解を確保する**ことができます。

3. SBARのメリット

①コミュニケーションの明確化

SBARは情報を4つの要素(状況、背景、評価、提案)に整理し、重要なポイントを明確に伝えることができます。これにより、受け手が状況を迅速に把握し、適切な対応を取ることが可能となります。

②誤解の防止

情報の抜け漏れや誤解を減少させるため、情報が体系的に整理されて提供されます。これにより、治療ミスや医療事故のリスクが軽減されます。

③効率的な情報共有

SBARを使用することで、**短時間で必要な情報をすべて伝える**ことができ、現場での対応から病院での治療開始までの時間が短縮されます。

④協働の促進

明確なコミュニケーションにより、医療チーム全体が同じ情報を共有し、一貫した治療計画を立てることができます。これにより、医師と看護師の協働がスムーズに行われ、傷病者ケアの質が向上します。

4. SBARの重要性

医療現場では、毎日多くの情報が飛び交っており、迅速な意思決定が求められる場面が多々あります。SBARを導入することで、以下のような重要なメリットが得られます。

①緊急時の対応

緊急時においても、情報を簡潔かつ正確に伝えることができ、迅速な対応が可能となります。例えば、心肺停止傷病者の対応時には、初期対応から治療開始までの連携がスムーズに行えます。

②教育とトレーニング

SBARは新しい医療従事者の教育やトレーニングにも有用です。標準化されたコミュニケーションツールとして、医療従事者全員が共通のフレームワークを使用することで、教育効果が高まります。

③傷病者安全の向上

SBAR の使用により、情報の抜け漏れや誤解が減少し、傷病者安全が向上します。これは、医療事故の予防や治療の質向上に直結します。

④職場環境の改善

明確で効率的なコミュニケーションは、職場環境の改善にも寄与します。医療従事者間の信頼関係が強化され、チーム全体の士気が向上します。

5. SBAR の導入と効果

①コミュニケーションの明確化

情報が整理され、重要なポイントが明確に伝わるため、受け手が状況を迅速に把握できます。

S：Situation(シチュエーション) 疾患の場合は「発症状況」、外傷の場合は「事故発生状況」を指します。
Case 「自宅でテレビを観ていたところ胸痛を訴えた」「バイク運転中に自動車と接触した」

②誤解の防止

情報の抜け漏れや誤解が減少し、医療事故のリスクが軽減されます。

B：Background(バックグラウンド)
Case 「現病歴に高血圧がある」「運転前に抗ヒスタミン薬を服用していた」

③効率的な情報共有

短時間で必要な情報がすべて伝えられるため、現場での対応から病院での治療開始までの時間が短縮されます。

A：Assessment(アセスメント)
Case 「絞扼痛が 20 分続いており、心筋梗塞を疑っている」「ロード＆ゴーと判断」

④協働の促進

明確なコミュニケーションにより、医療チーム全体が同じ情報を共有し、一貫した治療計画を立てることができます。

R：Recommendation(レコメンデーション)
Case 「循環器内科への搬送が必要と考えているがいかがか？」「気管挿管はいかがか？」

B | MIST 手法

1. MIST とは

　MIST（Mechanism-Injury-Signs-Treatment）は、救急医療における効果的なコミュニケーションツールの1つで、特に**医師や看護師に対して傷病者の状態を迅速かつ簡潔に伝える**ために使用されます。MIST は以下の4つの要素から成り立っています。

　・M：Mechanism（メカニズム）

　疾患の場合は「**原因**」、外傷の場合は「**受傷機転**」を指します。

　| Case 「心筋梗塞の疑いがある」、「交通事故で頭部を強打した」

　・I：Impaired/Injury（インペアード／インジュリー）

　疾患の場合は「**身体所見などの症状**」、外傷の場合は「**受傷部位**」を指します。

　| Case 「胸痛を訴えている」、「頭部に出血がみられる」

　・S：Signs & Stroke scale（サイン＆ストロークスケール）

　バイタルサインと脳卒中スケールの評価を指します。

　| Case 「血圧は140/90、心拍数は100、酸素飽和度は92%」、「CPSS は構音障害で陽性」

　・T：Treatment/Time（トリートメント／タイム）

　行った処置、既往歴と処方されている薬剤、発症時刻、医療機関到着までの時間を指します。

　| Case 「酸素10L を投与中、既往歴に高血圧、発症は30分前」

2. なぜ MIST が使われているのか？

　MIST は、救急現場での迅速な情報伝達を可能にし、医療機関側が傷病者を受け入れる判断をするために必要な最低限の情報を短時間で提供することができます。この手法を用いることで、情報の抜け漏れを防ぎ、緊急時の対応がスムーズになります。

3. MIST のメリット

①迅速な情報伝達
MIST を使用することで、重要な情報を短時間で正確に伝えることができます。

②情報の整理
MIST は情報を 4 つの要素に整理し、体系的に提供します。これにより、情報の抜け漏れや誤解を防ぐことができます。

③判断の支援
MIST は、医療機関が傷病者の受け入れ可否を迅速に判断するために必要な情報を提供します。これにより、適切な治療が迅速に開始されます。また、救急車が医療機関に向けて出発することが可能となります。

④効率的なコミュニケーション
明確で簡潔な情報伝達により、医療チーム全体が同じ情報を共有することができます。

4. MIST のデメリット

①情報の過不足
MIST は重要な情報を簡潔に伝えることを目的としていますが、そのために詳細な情報が不足する可能性があります。例えば、傷病者の全体像を把握するために必要な細かな情報が省略されることがあります。

②情報の偏り
MIST の構成要素に沿って情報を整理するため、特定の項目に重点が置かれることがあります。このため、ほかの重要な情報が後回しになる可能性があります。

③コミュニケーションの硬直化
MIST のフォーマットに従うことが求められるため、柔軟なコミュニケーションが難しくなる場合があります。特に、緊急時には即興的な対応が求められる場面も多いため、フォーマットに縛られることがデメリットとなることがあります。

④教育とトレーニングの負担
MIST を効果的に活用するためには、すべての医療従事者がこの手法に精通している必要があります。そのため、教育とトレーニングに時間とリソースが必要

となります。

⑤適応の難しさ

MIST はすべての状況に対して万能ではありません。特に複雑な医療状況や多くの情報が必要な場合には、MIST だけでは不十分なことがあります。

⑥慣れるまでの時間

MIST を効果的に使用するためには、慣れるまでの時間が必要です。特に、慣れていない救急隊員にとっては、最初は使いづらいと感じることがあります。

④ 病院連絡の現状と課題

　この章では救急隊員と医療機関スタッフ双方の病院連絡、傷病者受け入れ可否に関する事情をそれぞれ整理しています。双方の側面から病院連絡時の現状と課題を理解してください。

　実際に消防機関で勤務する救急救命士や、医療機関で勤務する医師、看護師、救急救命士から聞き取った双方のコメントの一部を以下に示します。

A｜救急隊員が抱える課題とその対応

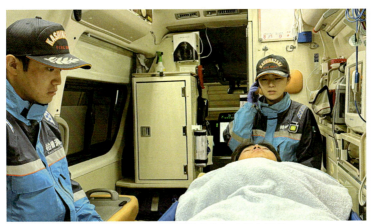

救急車内から病院連絡を入れる救急隊員

1. 困っている点

①質問内容の多様性と対応の違い

　医師や看護師によって質問内容や対応が異なり、毎回適切な対応を取ることが難しい。保険証、家族への連絡、服用薬などの情報提供を強く求められる場合があり、病院受付業務のための時間を強いられ、現場滞在時間が延長する。

②夜間や休日の対応

夜間や休日では傷病者が希望するかかりつけ病院へ連絡しても、また軽症であっても断られることが多く、ほかの医療機関へ連絡しても、救急隊に対し苦言を呈され、傷病者との板挟みになることがある。

③当直体制の問題

管内医療機関の当直医に専門外を理由に受け入れを断られた後、管外の医療機関に問い合わせるが、管外を理由に断られることがある。

④対応時の態度

受け入れ確認の際、医師や看護師の態度が横柄で、連絡内容に齟齬が生じる場合がある。1対1の電話なのに、何を言っても無言（反応しない）の場合、自分の言っていることが伝わっているのか、また、その伝え方が正しいのかがわからない。

⑤情報伝達の遅延

看護師を介して医師へ連絡する場合、情報が正確に伝わらず、時間がかかることが多い。

⑥医療機関の対応の不確定性

夜間や休日、医師や看護師の対応は、機嫌や勤務状況によって大きく左右されやすい。連絡の途中で「あれは？　これは？」とかぶせてくるように聞いてくることがある。まず話を聞いてほしい。

2. 工夫している点

①優先事項の伝達

疑っている疾患や異常なバイタルサインを最優先で伝えることで、収容可否を早期に確認する。

②手順のルーティーン化

鑑別診断やバイタルサインを一定の手順で伝え、情報伝達を効率化する。

③簡潔な報告

余計な情報を削ぎ落とし、簡潔な報告を心がける。

④コミュニケーションの配慮

挨拶や言葉遣い、声のトーンなど、適切な接遇を通じてコミュニケーションを

円滑にする。

⑤緊急度の明確化

収容依頼時には、主訴や診療科目、傷病者の緊急度を明確に伝える。

3. 受け入れが困難な事案

①独居老人や精神疾患のある傷病者

独居老人やひとり暮らしの傷病者の場合、連絡が取れる家族が近くにいない場合、病院側が敬遠する傾向がある。精神科専門施設では、精神科領域以外の所見が見受けられた場合、ほかの病院での加療後なら受け入れるなどと言って受け入れを断られるため、搬送先の決定に時間を費やすことがある。

②複数の疾患や外傷をもつ症例

合併症がある場合、受け入れが困難になることが多い。頭部打撲を含むほかにも外傷がある場合の直近二次医療機関では、脳神経外科対応困難とし受け入れ不可となることが多い。

③当直医の専門分野による制限

当直医が専門外の症例を受け入れないことが多く、搬送先の決定に時間を費やすことがある。

④小児事案や夜間対応

保護者との連絡が難しい小児や、眼科や耳鼻科の夜間対応には特に困難が伴う。

B | 医療機関が抱える課題とその対応

1. 医療側の事情・問題点

①対応科による相違

ひと口に救急病院といっても、各科の受け入れ体制には差がある。救急隊員は傷病者に対応すると思われる科を識別し、その科の実情も理解したうえでの要請が望ましい。

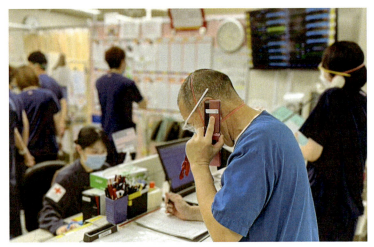
病院内で病院連絡を受ける病院スタッフ

②病院スタッフによる対応の違い

　対応する病院スタッフ(医師や看護師)によって質問内容や対応が異なるため、一律の対応をとりにくい。また、日頃から受け入れに消極的な病院スタッフの場合、断る理由を探す目的でいろいろと質問を続け、挙げ句の果てに断られることが多く、時間の浪費が甚だしい。

③情報伝達の遅延

　医師に直接話すのではなく、看護師などを介したり、医療事務スタッフが対応し、医師や看護師に伝達する場合は、時間がかかるだけでなく、情報が正確に伝わらないことがある(いわゆる、伝言ゲーム)。

④病院ごとに受け入れを断る理由は異なる

　三次医療機関は基本的にどのような傷病者でも受け入れる能力を有している。しかし、要請された傷病者すべてを受け入れたのでは、ベッドがいくらあっても足りない状態となりうる。したがって、「(二次医療機関など)ほかの病院で受け入れてもらえないか」と断るに至る。一方、二次医療機関では、全科が揃っていないことなどから、「当院で受け入れても対応できるだろうか」との不安から、受け入れに消極的にならざるを得ない。このように、受け入れを断る理由は体制の違いなどによってさまざまであることを救急隊側も理解する必要がある。

⑤他院にかかりつけの場合

かかりつけ先で対応できないのかとの確認を迫られる。その場合、どのような疾患、病態でかかりつけなのかを明確にしたうえで、今回は別の事態が考えられる旨を説明する。

⑥傷病者の特殊事情

独居の認知症傷病者のように退院調整に困難が予想される場合には、救急事案に限らず、どの医療機関でも受け入れには消極的にならざるを得ない。行政も交えたサポート体制を日頃から構築しておかないと、非常時の対応は非常に困難になる。

⑦夜間や休日など時間外の場合

夜間や休日はどの病院も受け入れ体制は脆弱になってしまう。このような日には当直医が専門外を理由に受け入れを拒否することがある。その場合、やむを得ず他院に要請しても、かかりつけが受けるべきだという理由で拒否されることがある。

⑧小児事案

夜間・休日には特に受け入れ体制が脆弱となりやすい。そのため主に都市部に設置されていることが多い休日夜間診療所などに、遠くから受け入れを要請しなくてはならない場合もある。

⑨眼科・耳鼻科などの対象事案

休日や夜間に都市部以外で発生した場合、受け入れ先を見つけることは非常に困難な場合がある。救命救急センターや大学病院レベルでないと診察すらしてもらえない場合が多い。

2. 医療側からみた救急隊員側の問題点

①単にかかりつけだからといって、受け入れを要請してくる

内科疾患でかかっている傷病者であるが、収容依頼の理由が外傷である場合には、かかりつけであることは意味をもたない（かかりつけ医療機関への病院連絡の例は第7章「ケーススタディ5」を参照）。

②医療機関の置かれている状況・制約に対する救急隊側の理解不足

一般に医療機関は医療保険で運営されている。政府の医療費抑制の方針もあり、

医療機関にはさまざまな制約が課されている。例えば、中小の一般病院はぎりぎりの看護師数で運営されており、救急対応できる看護師がいないという状況が生じうる。救急対応のために病棟から看護師が抜けると、その間は病棟看護師数の要件を満たさないとみなされ、医療費の返還を求められるという事態にもなりかねない。そのための看護師を増やせば、今度は経営に支障をきたすことになる。このように、体制が取れていない一般病院では受け入れたくてもできない場合がある。

③高齢者施設の提携医療施設であるという理由での受け入れ要請

高齢者施設の提携医療施設といっても、単に系列であるというだけで、そこを受診したことがない利用者も多い。高齢者施設の系列医療施設は施設入所待ちの人を対象とした医療機関である場合も多く、そもそも救急対応は困難であることが多い。

3. 救急隊が要請にあたって工夫できる点

①連絡項目の順位を定型化する

最初に救急隊名を告げて、受け入れ要請であることを明確に伝える(ほかの救急隊から既に連絡が入っているような場合、そちらと勘違いされやすい)。次に年齢、性別、状況(現病歴や受傷機転)、現在の状態(バイタルサインなど)を簡潔に伝える。なんとか受け入れてもらおうと余計な情報を先に伝えようとすると逆効果になってしまうこともある。

②事実のみを明確に伝える

緊急度が高い場合は、特に簡潔に正確に伝えることを心がける。傷病者の発症に至る経緯などに関する情報は、医療機関側から聞かれたときに答えるにとどめる必要もあるかもしれない。

4. 総合的な問題

①医療圏と救急隊の管轄区域の不一致

医療圏は、都道府県が医療計画の中で制定されている。これは病床整備のための単位であって、医療を受けるべき場所を限定しているわけではない。しかし、現実には救急隊の管轄が収容依頼先とは異なる医療圏の場合には、それを理由に

断られることがある。これについては都道府県の関係機関にメディカルコントロール協議会を通じて改善を要望することも必要である。

②医師の働き方改革の影響

医師の不足している地域の医療機関では、休日や夜間の日当直業務を大学病院などに委託している場合が多い。当直医の業務は病棟の管理や急変対応など、睡眠の妨げにならない範囲と定められており、救急外来対応のような頻繁あるいは長時間にわたる労働で、睡眠を妨げるような業務は認められていない。

救急外来を長時間担当するような場合には、専従の担当医を別に置かなければならないが、医師数に相当な余裕のある病院でなければ、それは不可能である。このような規定は、当直医供給側の大学病院などにも適用されるので、一般の医療機関か供給側の医療機関かを問わず、今後より一層、夜間の受け入れは困難になることが予想される。

C 考えられる対策

救急隊員と医療機関スタッフ双方の、日頃感じている病院連絡に関する事情を理解したうえで、相互理解を深めるための方策としては次のことが挙げられる。

1. 顔の見える関係の構築

地域の各病院と消防との間で定期的な話し合いの場を設ける。地域の実情やお

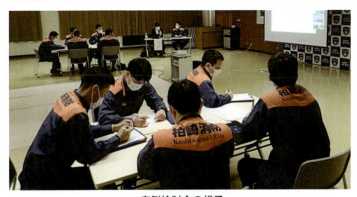

症例検討会の様子

互いの置かれている状況などについて互いの理解を深めることが大切ではないかと思われる。搬送症例の検討会なども開催し、いわゆる「顔の見える関係」を構築するように努める。

2. 病院連絡への対応者の一元化

可能であれば、救急担当医が直接要請を受けてくれる体制を要望する。

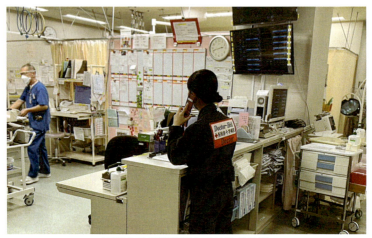

病院内で病院連絡を受ける救急医

3. IT（情報技術）を利用した救急搬送情報共有システムの構築

救急隊が随時入力する病院照会情報および傷病者情報と、医療機関が入力する受け入れ可否情報の一覧化により、救急隊の搬送先選定を効率化する。

⑤ 医師に具体的指示を求める際の病院連絡要領

A | 医師の具体的指示

1. 救急救命士法の根拠

「救急救命士法第44条第1項」には、「救急救命士が特定の救急救命処置を行う際には、医師の具体的な指示を受けなければならない」と規定されています。この規定により、救急救命士は現場で特定行為を行う際、必ず医師の指示の下で行動することが義務づけられています。これにより、救急救命士は医師の診療の補助として、適切かつ安全な特定行為を提供することが求められます。

2. 救急救命士法施行規則の根拠

「救急救命士法施行規則第21条」では、救急救命士が医師の具体的な指示を受けて行う救急救命処置の範囲が詳細に規定されています。具体的には、以下の処置が含まれます。

①静脈路確保および輸液

重度傷病者に対して、医師の指示の下で乳酸リンゲル液などの輸液を行います。これは、ショックやクラッシュ症候群が疑われる場合に特に重要です。

②気道確保

気道閉鎖式エアウエイ、ラリンゲアルマスク、気管内チューブを使用して気道を確保する際には、医師の具体的な指示が必要です。これらの処置は、心肺停止傷病者であってバッグ・バルブ・マスクによる換気が困難な傷病者に対して行われます。

③薬剤投与

救急救命士がアドレナリンやブドウ糖溶液などの薬剤を投与する場合には、必ず医師の指示を受けなければなりません。これらの薬剤は、緊急の処置として特

に重要です。

この規則により、救急救命士は医師の指示を受けたうえで、法的に認められた範囲内で救急救命処置を行うことが許可されています。

3. 具体的な連絡要領

①状況報告

まず、救急隊員は、①傷病者の状態、②バイタルサイン、③行った応急処置、④発症からの経過時間など、現場での状況を詳細に報告します。

②指示の確認

医師からの具体的な指示を受けた後、救急隊員はその指示内容を復唱し、指示が正しく理解したのかを確認します。

③情報のフィードバック

指示に基づいて行った処置の結果や傷病者の変化を再度報告し、医師の追加指示を仰ぐことが求められます。

B | 特定行為指示要請の組み立て方

医師の具体的指示を受けて処置を施す傷病者は、重篤な状態であり緊急度の高い傷病者です。傷病者にとっても、救急隊員にとっても時間的猶予は限られています。迅速に特定行為を実施するためには、具体的指示を得るための報告が必要です。そのためには観察・問診を行い、傷病者の病態を把握し、必要な特定行為の適応を判断しなければなりません。限られた救急現場活動時間の中で、傷病者の病態に応じて、迅速かつ臨機応変に指示要請を行うには、インプットした情報を手際よくアウトプットするための情報変換スキルが必要不可欠です。特定行為指示要請の組み立て方を以下に示します（**図2、表2**）。

①傷病者接触後、観察所見・問診などから病態を把握する。
②処置を行いながら、必要な特定行為を判断する。
③指示要請に必要な情報を、①および②から抽出する。

5. 医師に具体的指示・助言を求める際の病院連絡要領

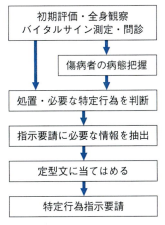

図2　指示要請の組み立てフロー

表2　定型文の1例

> ○○救急隊、□□認定救命士の▽▽です。
> 「病態」の傷病者に対する特定行為の指示要請です。
> 「年齢、性別」
> 「発生機序(5W1H)」
> 「観察所見、バイタルサイン」
> 「問診」
> 「実施した処置」
> 「実施する救急救命処置(特定行為)」の適応です。
> 実施してよろしいでしょうか。

④抽出した情報を定型文に当てはめる。

⑤特定行為指示要請を行う。

6 コミュニケーションスキルの向上

A コミュニケーションとは何か？

1. コミュニケーションとは何か？

　コミュニケーションとは、「情報や行動、感情、意見、意思などを複数の人間同士が互いに伝達し、理解し合うプロセス」のことを指します。このプロセスは、言語や非言語の手段を通じて、個人間、集団間、組織間など、さまざまなレベルで行われます。コミュニケーションは人間関係を築き、維持し、発展させるための基本的な要素です。

　コミュニケーションが有効に働くかそうでないかにより、チームの活動成果に大きな影響を及ぼします。

　1人より2人、2人より3人、3人より4人が、同じ方向、同じ方針の下に活動する力が結集されることにより、成果が大きくなり、時間効率もよくなります。

　安全に迅速に活動することが要求される緊急を要する現場では、コミュニケーションが有効に働くことがとても大切な要素です。

2. コミュニケーションの基本要素

①送り手（発信者）
　情報や行動、感情、意見などを発信する人やグループのことです。発信者は、自分の意図や考えを明確にし、それを伝えるための方法を選択します。

②メッセージ
　発信者が伝えたい情報や行動、感情、意見の内容です。メッセージは、言葉、表情、身振り、書面など、さまざまな形で表現されます。

③チャネル（媒体）
　メッセージが伝達される手段や方法です。これには、口頭、書面、電子メール、

無線通信、電話、ビデオ会議、手話などが含まれます。

④受け手（受信者）

発信者からのメッセージを受け取る人やグループのことです。受信者は、メッセージを理解し、解釈し、行動し、発信者へフィードバックし、他者への伝達の発信者にもなり得ます。

⑤フィードバック

受信者から発信者への反応や返答です。フィードバックにより、発信者は自分のメッセージが適切に伝わったかを確認し、必要に応じて修正します。

⑥コンテクスト（文脈）

コミュニケーションが行われる状況や環境のことです。コンテクストには、文化的、社会的、物理的な要因が含まれます。文脈は、メッセージの意味や解釈に大きな影響を与えます。

3. コミュニケーションの種類

①言語コミュニケーション

言語コミュニケーションは、言葉を使って情報を正確に、迅速に伝えるための基本的な手段です。例えば、救急隊員が医療機関に傷病者の状態を報告する際、言葉を使って正確な情報を提供することで、適切な治療が迅速に行われます。

②準言語コミュニケーション

言語コミュニケーションの中でも特に話し言葉を発する際の強弱や長短・抑揚・速さなどの変化、会話の間、声のトーンなどを指します。例えば、同じ挨拶でも、言い方が変わると、優しさ、親しみ、愛情、感謝、喜びなど、異なるメッセージが伝わります。

③非言語コミュニケーション

言葉以外の手段で情報を伝達する方法です。表情、身振り手振り、姿勢、視線などが含まれます。非言語コミュニケーションは、感情や態度を伝える際に重要な役割を果たします。また、言語コミュニケーションと組み合わせることで情報の伝達および理解の効率を上げることができます。

4. コミュニケーションの重要性

①人間関係の構築

コミュニケーションは、人間関係を築き、維持し、強化するための基本的な手段です。良好なコミュニケーションは、信頼関係を構築し、協力関係、指示命令関係の明確化を促進します。医療現場では、丁寧で明瞭な言葉遣いが、信頼感、安心感を高めることにもつながります。

②共通の方針の共有

言葉を通じて感情や意図を伝えることができます。これにより、相手との協力的な関係を築くことができます。また、活動の目的や活動方針を共有することができるようになります。

③問題解決と意思決定

効果的なコミュニケーションは、問題解決や意思決定のプロセスを支援します。情報を共有し、意見を交換することで、よりよい解決策や意思決定が導かれます。

④感情の表現と理解

コミュニケーションは、感情を表現し、他者の感情を理解する手段でもあります。これにより、共感や理解が深まり、人間関係がより豊かになります。

⑤情報の共有

コミュニケーションは、情報を正確かつ迅速に共有するための手段です。緊急時や重要な場面で情報を共有することは不可欠です。

B 言語コミュニケーション

1. 言語コミュニケーションの必要条件

①正確さ

情報を誤りなく伝えることが重要です。そのためには、時系列を明確にすることがポイントです。今現在なのか、1日前なのか、1年前なのかが情報の中で混

同すると誤解の原因になります。また時系列の情報がないと、受信者の勝手な思い込みによって誤解することにもなります。誤解を避けるために、いつ、誰が、何を、を意識した具体的かつ詳細な情報を提供することが求められます。

②簡潔さ

情報を伝えるにあたって、すべてのあらゆる事象を伝えようとすると、情報過多となり、受信者はすべてを理解できないばかりか、誤った理解をしてしまうことがあります。受け手が迅速に理解できるように、情報の中でも今必要なポイントを簡潔に伝えることが重要です。

③適切な表現

相手の立場や状況に応じた言葉遣いを心がけることが大切です。専門用語を適切に使用し、必要に応じて説明を加えることで、相手が情報を正しく理解できるようにします。

④明確さ

情報を明確に伝えることが求められます。話し方や書き方に工夫を凝らし、相手にわかりやすい形で情報を提供することが重要です。

C 準言語コミュニケーション

①声のトーン

声のトーン(高さ、低さ、大きさなど)は、相手に対する態度や感情を示します。落ち着いたトーンで話すことで、相手に安心感を与えることができます。また、緊迫した状況の中ではより緊張感を高め、集中力を向上させることにもつながります。

②話す速さ

話す速さは、情報の伝わり方に影響を与えます。速過ぎると相手が理解しにくくなり、遅過ぎると焦りや緊張を感じさせることがるので、適切な速さで話すことが重要です。特に小児や高齢者に対しては、ゆっくり話すと効果的です。

③抑揚と強弱

声に抑揚や強弱をつけることで、話の内容を強調したり、感情を伝えたりする

ことができます。これにより、相手の注意を引き、重要な情報を伝えることが容易になります。

④会話の間

適切な間を取ることで、相手に考える時間を与えたり、重要なポイントを強調したりすることができます。間を上手に活用することで、コミュニケーションの質が向上します。

D | 非言語コミュニケーション

①顔の表情

笑顔、怒った顔、厳しい顔、悲しい顔、嬉しい顔など、感情や相手の言動に対しての返答などに使用するのが非言語コミュニケーションです。また、目線の高さを相手に合わせることで、信頼感や安心感を与えることが可能で、特に子どもや高齢者では効果的な非言語コミュニケーションと言えます。

②視線

位置や方向を伝える際、その方向を見るだけで伝えることも可能です。指で示す、言語で示す、視線で示すなどを組み合わせて使用することも効果的です。

③身振り手振り

指先、手、腕、足先、脚などを使ってさまざまなことが表現できます。開く、握る、方向を示す、回す、捻る、なぞるなど、それぞれその速さを変化させたりすることで、いろいろなことを伝えることができます。

言語コミュニケーションや準言語コミュニケーションの補助的にも使用されます。

言語コミュニケーション、準言語コミュニケーション、非言語コミュニケーションを効果的に使用するうえで重要なのが身だしなみです。清潔な服装や清潔な頭髪で、シワのないシャツに折り目がしっかりついたズボンを着用していると、それだけで安心感や信頼感をもってもらうことができます。コミュニケーションを考えるうえで、身だしなみを整えることはとても重要です。

7 ケーススタディ

　本章では、病院連絡に関する 50 のケーススタディを通して、シナリオベースのシミュレーショントレーニングに活用することを想定しています。症例ごとに傷病者の評価を行った後に病院連絡を行い、トレーニング後にデブリーフィングを実施します。デブリーフィングでは、各症例の「病院選定・連絡のポイント」や「病院連絡の例」を参考にして、重要な点を振り返ります。

A　病院連絡の一般的な流れ

1. 所属と氏名の自己紹介

↓

2. 受け入れ依頼の趣旨説明

↓

3. 傷病者の状況説明（いつ、どこで、誰が、何をしてどうなったか）

↓

4. バイタルサインと身体所見の報告

↓

5. 傷病者の背景と処置内容の報告

↓

6. 医療機関選定理由の説明

病院連絡の例（本章「症例1」参照）

①「○○救急隊の救急救命士○○です。②病院収容依頼の電話となります。③60歳、男性。自宅ベッド脇で動けなくなっていたところを、起こしに行った家人が発見したとのことで救急要請がありました。④救急隊現着時、意識 JCS Ⅰ-2、呼吸16回、脈拍橈骨で充実62回ですが不整あり。SpO_2 はルームエアで97％、心電図モニターで心房細動。右上下肢に完全麻痺および右口角の下垂が認められ、右眼は完全には閉眼できません。⑤既往歴には10年前から高血圧と不整脈を検診で指摘されていたようですが放置ということです。朝4時頃トイレに行ったような物音を、家人が聞いているようです。⑥救急隊としては脳梗塞を疑って、対応可能な貴病院を選定しました。この傷病者の受け入れはいかがでしょうか？ 傷病者の名前は○○太郎さん、60歳、生年月日は19○○年○月○日です。⑦かかりつけ医は○○クリニックですが、しばらく通院していないということです。病院到着まで約○○分を予定しています。よろしくお願いいたします」。

この例のように、まず①「○○救急隊の救急救命士○○です」のように自身の所属と氏名を名乗ります。

次いで②「病院収容依頼の電話となります」、あるいは「特定行為指示要請の電話です」などと電話をした要件を告げます。

そのうえで③「60歳、男性。自宅ベッド脇で動けなくなっていたところを、起こしに行った家人が発見したとのことで救急要請がありました」と、「いつ」「誰が」「何をしていて」「どうなったのか」を説明します。

さらに④「救急隊現着時、意識 JCS Ⅰ-2、呼吸16回、脈拍橈骨で充実62回ですが不整あり。SpO_2 はルームエアで97％、心電図モニターで心房細動。右上下肢に完全麻痺および右口角の下垂が認められ、右眼は完全には閉眼できません」と、傷病者のバイタルサインと身体所見の報告を行います。

傷病者の背景は⑤「既往歴には10年前から高血圧と不整脈を検診で指摘されていたようですが放置ということです。朝4時頃トイレに行ったような物音を、家人が聞いているようです」などと伝え、酸素投与など処置がなされていればそ

の内容について報告することになります。

　最後に、医療機関選定理由を⑥「救急隊としては脳梗塞を疑って、対応可能な貴病院を選定しました」などと説明します。これらの医療情報によって、医療機関側は傷病者の受け入れが可能かを検討することになります。

　医療機関側が**傷病者の受け入れが可能**ということであれば、**傷病者の氏名や生年月日、受け入れた医療機関に受診歴などがあるか否か、聞かれることになります**ので、それらの情報を⑦「かかりつけ医は○○クリニックですが、しばらく通院していないということです。病院到着まで約○○分を予定しています。よろしくお願いいたします」のように伝達して、医療機関側の事務手続きが円滑に進むようにしましょう。

　病院連絡で重要なのは、**発生状況やバイタルサインを明確に伝える**ことです。特に救急隊員が救急疾患の特徴的な症状を知っておくことは、正確な医療情報の伝達につながります。医師や看護師が追加情報を求めることもあるため、地域の事情に合わせて適宜対応してください。

　ここでは症例1～40を「収容先決定のため病院連絡」、症例41～45を「特定行為指示要請のための病院連絡」、症例46～50を「特定行為実施後の収容先決定のための病院連絡」としてまとめています。

　各症例の「病院連絡の例」では、実際の病院連絡で報告する内容としては少々長いと感じられるところもありますが、「SBARによる報告のポイント」や「MISTによる報告のポイント」で報告すべき内容を示していますので、これらを参考にアレンジしてください。

1 ■ 脳卒中

［症例］	**片麻痺**
傷病者の情報	●60 歳、男性 ●既往歴：10 年前から高血圧と不整脈を検診で指摘されていたが放置 ●現在の薬物療法：なし ●アレルギー：なし
発生状況	●発生場所：自宅 ●発生時刻：7 時 50 分頃 ●発生時の状況：前日は通常どおり 22 時 30 分頃就寝した。ベッド脇で動けなくなっていたところを、起こしに行った家人が発見した。朝 4 時頃トイレに行ったような物音を、家人が聞いている
症状・症候	●言葉が出ない ●右手、右足に力が入らない
救急隊現着時所見	●自宅の寝室で寝かされている ●意識：JCS Ⅰ-2(問いかけに返事をしようとするが言葉にならない) ●血圧：122/84mmHg、脈拍：62/ 分(不整)、呼吸：16/分 ●SpO$_2$(ルームエア)：97％、体温：36.0℃ ●心電図モニター：心房細動 ●右上下肢：完全麻痺、顔面：右口角の下垂、右眼は完全には閉眼できず

・右片麻痺と失語を伴っていますので左内頸動脈領域の血栓塞栓による脳梗塞が疑われます。
・心房細動による心原性の血栓塞栓が原因です。
・最終健常時刻から約 4 時間が経過しており、血栓溶解療法の適応となる可能性があります。

2. 病院連絡の例

　「○○救急隊の救急救命士○○です。病院収容依頼の電話となります。60 歳、男性。自宅ベッド脇で動けなくなっていたところを、起こしに行った家人が発見したとのことで救急要請がありました。救急隊現着時、意識 JCS Ⅰ-2、呼吸 16 回、脈拍橈骨で充実 62 回ですが不整あり。SpO$_2$ はルームエアで 97％、心電図モニターで心

房細動。右上下肢に完全麻痺および右口角の下垂が認められ、右眼は完全には閉眼できません。10年前から高血圧と不整脈を検診で指摘されていたようですが放置ということです。朝4時頃トイレに行ったような物音を、家人が聞いているようです。救急隊としては脳梗塞を疑って、対応可能な貴病院を選定しました。この傷病者の受け入れはいかがでしょうか？」

≪受け入れ可能な場合は必要に応じて以下の情報を伝える≫

　「傷病者の名前は○○太郎さん、60歳、生年月日は19○○年○月○日です。かかりつけ医は○○クリニックですがしばらく通院していないということです。病院到着まで約○○分を予定しています。よろしくお願いいたします」。

✓SBARによる報告のポイント

S（状況）「60歳男性が自宅ベッド脇で動けなくなっていたところを起こしに行った家人が発見した」ことを報告します。

B（背景）「10年前から高血圧と不整脈を指摘されていた」ことを報告します。

A（評価）「右上下肢に完全麻痺と心房細動を認め、脳梗塞を疑っている」ことを報告します。

R（推奨）「脳梗塞が対応可能な貴病院を選定した」などと推奨（提案）します。

✓MISTによる報告のポイント

M（原因/受傷機転）「60歳男性が自宅ベッド脇で動けなくなっていたところを起こしに行った家人が発見した」ことを報告します。

I（外傷部位/身体所見）「右上下肢に完全麻痺と右口角の下垂を認めた」ことを報告します。

S（バイタルサイン）「呼吸16回、脈拍62回、不整あり」などと報告します。

T（処置）必要に応じて酸素投与や搬送方針を補足します。

＜病院連絡の例に対する医師のコメント＞

　「起床時に麻痺がみられた正確な発症時刻は不明ですが、朝4時頃にトイレに行ったような物音を家人が聞いています。この午前4時を最終健常時刻と考えています」と、血栓溶解療法・血栓回収療法の適応となりうることをはっきりと宣言する方が病院側に伝わりやすいと思います。

2 ■ くも膜下出血

[症例] **突然の頭痛**	
傷病者の情報	●52 歳、女性 ●既往歴：2 年前から高血圧気味と検診で指摘されている ●現在の薬物療法：なし ●アレルギー：なし
発生状況	●発生場所：自宅 ●発生時刻：19 時 05 分 ●発生時の状況：自宅でテレビを観ていたときに突然、頭痛を自覚した
症状・症候	●頭全体が持続的にひどく痛む（今まで経験したことのないような痛み） ●嘔吐を繰り返している
救急隊現着時所見	●家人により、寝室のベッドに寝かされている ●意識：JCS Ⅱ-20 ●血圧：200/120mmHg、脈拍：54/ 分（整）、呼吸：24/ 分 ●SpO₂（ルームエア）：95%、体温：36.2℃ ●心電図モニター：洞調律、ST 低下と陰性 T 波あり ●上下肢の麻痺はなし ●瞳孔の左右差（右＞左）、右眼球軽度外転

1. 病院選定・連絡のポイント

・右中大脳動脈の動脈瘤破裂によるくも膜下出血が考えられます。

・発症前の心電図との比較ができませんが、ST-T 異常から、たこつぼ型心筋症の合併も考慮します。

・脳動脈瘤による動眼神経障害の疑いがあり、手術・ステント治療が可能な病院を選びましょう。

2. 病院連絡の例

　「○○救急隊の救急救命士○○です。病院収容依頼の電話となります。52 歳、女性。自宅で突然の激しい頭痛を訴えたとのことで救急要請がありました。救急隊現着時、意識 JCS Ⅱ-20、呼吸 24 回、脈拍橈骨で 54 回、SpO₂ はルームエアで 95%、血圧 200/120、心電図モニターでは ST 低下と陰性 T 波を認めます。瞳孔不同がみられ、右眼の軽度外転がみられます。頭痛は今までに経験したことのない痛みで、テレビを観ていたときに突然発症したとのことです。既往歴は、2 年前から検診で高血圧気

味と指摘されていますが、未治療とのことです。現在、嘔吐を繰り返している状態で救急隊としてはくも膜下出血を疑って、脳神経外科のある貴病院を選定しました。この傷病者の受け入れはいかがでしょうか？」

≪受け入れ可能な場合は必要に応じて以下の情報を伝える≫

　「傷病者の名前は〇〇花子さん、52歳、生年月日は19〇〇年〇月〇日です。病院到着まで約〇〇分を予定しています。よろしくお願いいたします」。

✓SBAR による報告のポイント

- S （状況）　「52歳女性が自宅で突然の激しい頭痛を訴えた」ことを報告します。
- B （背景）　「2年前から高血圧気味で未治療である」ことを報告します。
- A （評価）　「激しい頭痛を認め、くも膜下出血を疑っている」ことを報告します。
- R （推奨）　「脳神経外科のある貴病院を選定した」と推奨（提案）します。

✓MIST による報告のポイント

- M （原因／受傷機転）　「52歳女性が自宅で突然の激しい頭痛を訴えた」ことを報告します。
- I （外傷部位／身体所見）　「意識は JCS II-20 で、右眼に軽度の外転、瞳孔に不同を認める」ことを報告します。
- S （バイタルサイン）　「呼吸24回、脈拍54回、SpO_2 95%、血圧200/120」などと報告します。
- T （処置）　必要に応じて「酸素投与」などを報告します。

＜病院連絡の例に対する医師のコメント＞

　右眼の外転から、脳動脈瘤による右側の動眼神経障害が考えられます。単に「瞳孔左右不同」でなく、どちらの瞳孔が大きい（病側の瞳孔散大、眼瞼下垂）かを観察・報告しましょう。脈拍数だけでなく、不整脈の有無も伝えてほしいです。

3 ■ 痙攣重積発作

[症例]	**全身痙攣（重積）**
傷病者の情報	● 10 歳、男児 ● 既往歴：3～5 歳時によく熱性痙攣を起こしていた（近くの開業医がかかりつけ） ● 現在の薬物療法：なし ● アレルギー：なし
発生状況	● 発生場所：自宅 ● 発生時刻：同日夕方から ● 発生時の状況：数日前から風邪気味であった。痙攣発作を繰り返している。数分で治まるので母親の判断で経過を観察していた
症状・症候	● 2～3 分の痙攣を数回繰り返していた ● 発熱している
救急隊現着時所見	● 自宅の寝室で寝かされていた ● 意識：JCS Ⅲ-200 ● 血圧：100/62mmHg、脈拍：110/ 分（整）、呼吸：8/分（弱くて不規則） ● SpO_2（ルームエア）：97%、体温：39.0℃ ● 心電図モニター：洞調律 ● 全身ぐったりしているが、時に右上肢がピクッとするような動きがある ● 痛み刺激にはほとんど反応しない ● 瞳孔は 4/4 と左右差はないが、軽度散大している

1. 病院選定・連絡のポイント

・てんかんによる痙攣重積発作が考えられます。

・熱性痙攣の既往がありますが、年齢からてんかんを疑います。

・全身痙攣は治まっていますが、意識低下と瞳孔散大が続いており、痙攣重積が持続していると判断します。

・発作の持続は不可逆的な脳障害を引き起こすことがあるため、直近の医療機関で発作を止め、小児科専門の病院へ搬送しましょう。

2. 病院連絡の例

　「〇〇救急隊の救急救命士〇〇です。病院収容依頼の電話となります。10 歳、男児。自宅で痙攣発作を繰り返しているとのことで救急要請がありました。救急隊現着時、

JCS Ⅲ-200、呼吸弱く不規則で8回、脈拍橈骨で110回、SpO$_2$はルームエアで97％、体温39.0℃、瞳孔4/4で左右差なし。心電図モニターは洞調律です。数日前から風邪気味で、本日夕方から痙攣発作を繰り返していましたが、既往歴に熱性痙攣があり、2～3分で治まるため母親が経過観察をしていたとのことです。現在、虚脱している状態で時折右上肢に痙攣発作様の動きがみられます。呼吸が弱く不十分なため補助換気を実施中です。救急隊としては痙攣重積発作を疑って、小児科のある貴病院を選定しました。この傷病者の受け入れはいかがでしょうか？」
≪受け入れ可能な場合は必要に応じて以下の情報を伝える≫
　「傷病者の名前は○○太郎さん、10歳、生年月日は20○○年○月○日です。かかりつけ医は○○クリニックに熱性痙攣で受診歴があります。病院到着まで約○○分を予定しています。よろしくお願いいたします」。

✓SBAR による報告のポイント
S（状況）　「10歳男児が自宅で痙攣発作を繰り返している」ことを報告します。
B（背景）　「数日前から風邪気味で本日夕方から痙攣発作を繰り返していた」、「既往歴に熱性痙攣がある」ことを報告します。
A（評価）　「痙攣重積発作を疑っており、呼吸が弱く不十分なため補助換気を実施中である」ことを報告します。
R（推奨）　「小児科のある貴病院を選定した」などと推奨（提案）します。

✓MIST による報告のポイント
M（原因/受傷機転）　「自宅で痙攣発作を繰り返している」ことを報告します。
I（外傷部位/身体所見）　「虚脱している状態で時折右上肢に痙攣発作様の動きがみられる」ことを報告します。
S（バイタルサイン）　「呼吸8回、脈拍110回、SpO$_2$ 97％、体温39.0℃」などと報告します。
T（処置）　「補助換気を実施中である」ことを報告します。

＜病院連絡の例に対する医師のコメント＞
　全身痙攣を繰り返しているので、既に痙攣重積の定義を満たしています。現時点で痙攣が継続している場合は、直近医療機関で抗痙攣薬を投与してもらってから搬送してもらうことも考慮したいです。瞳孔所見（散大）から、痙攣が続いているかどうかの判断も伝えるようにしましょう。

4 ■ 気管支喘息

［症例］ 呼吸困難

傷病者の情報	●44歳、男性 ●現病歴：20歳頃から喘息発作を繰り返している ●現在の薬物療法：抗炎症薬、気管支拡張薬（発作時吸入） ●アレルギー：小麦粉
発生状況	●発生場所：自宅 ●発生時刻：同日22時頃から ●発生時の状況：昨夕から喘息発作によると思われる咳嗽・呼吸困難が持続している。かかりつけ医（二次医療機関）から処方されている吸入薬を使用するも、短時間改善するのみ。昨夕から7〜8回使用したが改善しないため、翌2時05分に救急要請した
症状・症候	●自宅のベッドで、起坐位となって肩で呼吸をしている ●かろうじてトイレには歩いて行けるが、苦しくて横になれない
救急隊現着時所見	●意識：JCS Ⅰ-1 ●血圧：102/60mmHg、脈拍：118/分（整）、呼吸：28/分（呼気延長） ●SpO_2（ルームエア）：90％、体温：36.1℃ ●心電図モニター：洞性頻拍 ●口唇にチアノーゼあり（会話も苦しそう） ●聴診では喘鳴はほとんど聴取できない ●両手指の細かい震えあり

1. 病院選定・連絡のポイント

・気管支喘息の中発作（ほとんど大発作）と考えます。

・頻回に気管支拡張薬（β刺激薬）を使用しましたが、改善せず交感神経刺激の影響で手の震えが出現しています。

・聴診で喘鳴が聞こえないのは、重篤な換気不全の可能性があります。

・酸素投与も必要ですが、CO_2ナルコーシスに注意しましょう。

・挿管し呼吸管理ができる三次医療機関に早急に搬送し、搬送中は胸郭外圧迫も考慮しましょう。

2. 病院連絡の例

「○○救急隊の救急救命士○○です。病院収容依頼の電話となります。44歳、男

性。自宅で喘息発作が改善しないとのことで救急要請がありました。救急隊現着時、意識 JCS Ⅰ-1、呼吸 28 回で呼気延長あり、脈拍橈骨で 118 回、SpO$_2$ はルームエアで 90%、口唇にチアノーゼがみられました。現在リザーバ付きフェイスマスク 10L 酸素投与中で 94% です。血圧 102/60、体温 36.1℃、心電図モニターは洞性頻拍です。昨夕から咳嗽や呼吸困難が持続しており、処方されている β 刺激薬を 7～8 回使用したが症状が短時間しか改善しないとのことです。その他の所見として両上肢に振戦がみられます。救急隊としては気管支喘息発作を疑って、救命救急センターのある貴病院を選定しました。この傷病者の受け入れはいかがでしょうか？」

≪受け入れ可能な場合は必要に応じて以下の情報を伝える≫

　「傷病者の名前は○○太郎さん、44 歳。生年月日は 19 ○○年○月○日です。かかりつけ医は○○病院に喘息で通院中。病院到着まで約○○分を予定しています。よろしくお願いいたします」。

✓SBAR による報告のポイント

- S（状況）「44 歳男性が自宅で喘息発作が改善しない」ことを報告します。
- B（背景）「現病歴には喘息があり、昨夕から吸入薬を使用したが改善しない」ことを報告します。
- A（評価）「気管支喘息発作を疑っている」ことを報告します。
- R（推奨）「救命救急センターのある貴病院を選定した」などと推奨（提案）します。

✓MIST による報告のポイント

- M（原因 / 受傷機転）「44 歳男性が自宅で喘息発作が改善しない」ことを報告します。
- I（外傷部位 / 身体所見）「呼気延長があり、口唇にチアノーゼを認める」ことを報告します。
- S（バイタルサイン）「脈拍 118 回、酸素 10L 投与下で SpO$_2$ 94%、血圧 102/60」などと報告します。
- T（処置）「酸素投与中である」ことを報告します。

＜病院連絡の例に対する医師のコメント＞

　SpO$_2$ 低下、チアノーゼがみられ、酸素投与にても SpO$_2$ の上昇が十分ではありません。「大発作」「重篤」と判断したため救急救命センターを選定したとはっきり伝える方がよいでしょう。聴診ではほとんど喘鳴が聴取できないのも、換気不全を示唆する所見です。

5 ■ 慢性閉塞性肺疾患（CO₂ ナルコーシス）

［症例］　呼吸困難

傷病者の情報	• 84 歳、男性 • 現病歴：70 歳時に肺気腫と診断された。80 歳から在宅酸素療法（酸素流量：2L/ 分、最大 4L/ 分）を行っている（かかりつけは近くの二次病院） • 喫煙歴：30 本 / 日、40 年間 • 現在の薬物療法：気管支拡張薬、去痰薬 • アレルギー：小麦粉
発生状況	• 発生場所：自宅 • 発生時刻：同日 20 時頃から • 発生時の状況：数日前から風邪気味で、昨日から 38℃台の発熱が続いている。黄緑色の喀痰排出が増えている • 本日朝から呼吸困難が出現、改善しないため昼からは酸素 3L/ 分、夜に入り 4L/ 分まで流量を増やしていた
症状・症候	• 自宅のベッドで起坐位となったが、救急要請後から仰臥位になった • 夕方まではかなり呼吸困難感を訴えていた（家人の観察では「さきほどより楽そうです」とのことであった）
救急隊現着時所見	• 意識：JCS Ⅲ-100 • 血圧：90/62mmHg、脈拍：120/ 分（整）、呼吸：12/分（呼気延長、浅い呼吸） • SpO_2（ルームエア）（4L/分）：86%、体温：38.1℃ • 心電図モニター：洞性頻拍

1. 病院選定・連絡のポイント

・在宅酸素療法中の慢性閉塞性肺疾患（COPD）の（感染症併発による）急性増悪です。

・換気不全悪化により CO_2 ナルコーシスが発生しています。

・意識レベルの低下により傷病者の訴えが減ることで「改善」と誤認されることがあります。

・SpO_2 を 90%に保つため酸素量を増やしますが、呼吸抑制の悪化が予想されるためバッグ・バルブ・マスク(BVM)で補助換気を行い、必要時には気道確保も検討しましょう。

2. 病院連絡の例

　「○○救急隊の救急救命士○○です。病院収容依頼の電話となります。貴院かかりつけの 84 歳、男性。在宅酸素療法中で感冒症状から呼吸困難を訴えたとのことで救

急要請がありました。救急隊現着時、意識 JCS Ⅲ-100、呼吸浅く 12 回、脈拍橈骨で 120 回、SpO_2 は 4L/分で 86%、血圧 90/62、心電図モニターは洞性頻拍、体温 38.1℃です。現病歴は肺気腫で貴院かかりつけで在宅酸素療法を実施中です。現在、仰臥位の状態で BVM にて補助換気を実施中です。救急隊としては COPD の急性増悪と CO_2 ナルコーシスを疑って、かかりつけの貴病院を選定しました。この傷病者の受け入れはいかがでしょうか？」

≪受け入れ可能な場合は必要に応じて以下の情報を伝える≫

「傷病者の名前は〇〇太郎さん、84 歳、生年月日は 19 〇〇年〇月〇日です。病院到着まで約〇〇分を予定しています。よろしくお願いいたします」。

✓SBAR による報告のポイント

S （状況） 「貴院かかりつけの 84 歳男性が在宅酸素療法中に感冒症状から呼吸困難を訴えた」ことを報告します。

B （背景） 「現病歴は肺気腫で貴院かかりつけで在宅酸素療法を実施中である」ことを報告します。

A （評価） 「COPD の急性増悪と CO_2 ナルコーシスを疑っている」ことを報告します。

R （推奨） 「かかりつけの貴病院を選定した」などと推奨（提案）します。

✓MIST による報告のポイント

M （原因／受傷機転） 「在宅酸素療法中で感冒症状から呼吸困難を訴えた」ことを報告します。

I （外傷部位／身体所見） 「呼気延長がある」ことを報告します。

S （バイタルサイン） 「脈拍 120 回、血圧 90/62、体温 38.1℃」などと報告します。

T （処置） 「BVM にて補助換気を実施中である」ことを報告します。

＜ 病院連絡の例に対する医師のコメント ＞

呼吸器管理を検討しなければならない傷病者ですが、そこまでの治療は望まない場合もあります。病院のレベル（呼吸器管理のできる三次医療機関など）よりも、かかりつけ病院を優先すべき場合もありますので、家人から情報を得ることが必要となります。

6 ■ 肺血栓塞栓症

[症例]	胸痛・呼吸困難
傷病者の情報	●38 歳、女性 ●既往歴：特になし ●現在の薬物療法：4 年前から経口避妊薬を内服 ●アレルギー：なし
発生状況	●発生場所：道路脇に坐りこんでいる ●発生時刻：6 時 30 分 ●発生時の状況：仕事で昨晩深夜バスに乗った。目的地でバスを降車した直後に前胸部痛と呼吸困難を突然自覚し、自分で救急要請した
症状・症候	●前胸部痛と呼吸困難が続いている
救急隊現着時所見	●意識：JCS　0 ●血圧：90/60mmHg、脈拍：110/ 分（整）、呼吸：24/分（やや深く速い） ●SpO_2（ルームエア）：96%、体温：36.1℃ ●心電図モニター：洞性頻拍 ●下肢の腫脹・発赤なし ●頸静脈の怒張なし

1. 病院選定・連絡のポイント

・経口避妊薬と長時間のバス乗車による肺血栓塞栓症です。

・下肢に形成された血栓が、安静後に動き出す際に飛んで発症することが多いです。

・過換気により一時的に SpO_2 が保たれることがあり、症候が洞頻脈のみのケースもあるので注意しましょう。

・SpO_2 が低下している場合、酸素投与が必要です。

・確定診断には胸部 CT 検査が必要なため、二次医療機関への搬送を検討しますが、受け入れを拒否する病院もあるため注意が必要です。

2. 病院連絡の例

　　「○○救急隊の救急救命士○○です。病院収容依頼の電話となります。38 歳、女性。深夜バスから降車後に前胸部痛と呼吸困難を自覚したとのことで救急要請がありました。救急隊現着時、意識清明、呼吸 24 回、脈拍橈骨で 110 回、SpO_2 はルームエアで 96%、血圧 90/60、心電図モニターは洞性頻拍です。既往歴はありませんが、4 年前から経口避妊薬を服用しているとのことです。現在、前胸部痛と呼吸困難が継

続している状態でリザーバ付きフェイスマスク 6L 酸素投与中、SpO_2 は 96％です。救急隊としては肺血栓栓塞症を疑って循環器科のある貴病院を選定しました。この傷病者の受け入れはいかがでしょうか？」

≪受け入れ可能な場合は必要に応じて以下の情報を伝える≫

「傷病者の名前は○○花子さん、38 歳、生年月日は 19 ○○年○月○日です。病院到着まで約○○分を予定しています。よろしくお願いいたします」。

✓SBAR による報告のポイント

S （状況） 「38 歳女性が深夜バスから降車後に前胸部痛と呼吸困難を自覚した」ことを報告します。

B （背景） 「既往歴はないが、4 年前から経口避妊薬を服用している」ことを報告します。

A （評価） 「前胸部痛と呼吸困難を認め、肺血栓塞栓症を疑っている」ことを報告します。

R （推奨） 「循環器科のある貴病院を選定した」などと推奨（提案）します。

✓MIST による報告のポイント

M （原因 / 受傷機転） 「深夜バスから降車後に前胸部痛と呼吸困難を自覚した」ことを報告します。

I （外傷部位 / 身体所見） 「前胸部と呼吸困難が継続している」などと報告します。

S （バイタルサイン） 「脈拍橈骨で 110 回、呼吸 24 回、SpO_2 96％、血圧 90/60」などと報告します。

T （処置） 「酸素 6L 投与中である」ことを報告します。

＜ 病院連絡の例に対する医師のコメント ＞

循環器科を標榜していても、（特に時間外では）「肺血栓塞栓症」と聞くと「対応できない」とする医療機関が多いです。実際の場面では急性心筋梗塞や急性大動脈解離などとの判別がつかないことも多く、三次医療機関で収容せざるを得ないことが多いようです。

7 ■ 急性心筋梗塞

[症例]　**胸痛**

傷病者の情報	<ul><li>52歳、男性</li><li>現病歴：40歳代から高血圧、脂質異常症を指摘されている</li><li>現在の薬物療法：5年前から降圧薬、高脂血症治療薬</li><li>アレルギー：なし</li></ul>
発生状況	<ul><li>発生場所：自宅</li><li>発生時刻18時頃</li><li>発生時の状況：本日午前中に庭仕事をしていたが、特に異常はなかった。夕方から前胸部の圧迫感を自覚した。横になって様子をみていたが、30分以上改善しないので救急要請した</li></ul>
症状・症候	<ul><li>前胸部痛が続いている</li><li>左肩も同じように痛みがある(本人は、庭仕事による筋肉痛・関節痛ではないか? と言っている)</li><li>冷汗あり</li></ul>
救急隊現着時所見	<ul><li>意識：JCS 0</li><li>血圧：96/60mmHg、脈拍：100/分(整)、呼吸：20/分</li><li>SpO$_2$(ルームエア)：96%、体温：36.1℃</li><li>心電図モニター：洞性頻拍、ST-T異常なし。幅の広いQRS波形の不整脈がときどき観察される(心室性期外収縮；PVC)</li><li>胸部の聴診では呼吸雑音なし</li><li>頸静脈の怒張なし</li></ul>

1. 病院選定・連絡のポイント

- 30分以上改善しない胸痛は急性心筋梗塞(急性冠症候群)を疑いましょう。
- モニター心電図はⅠ・Ⅱ・Ⅲ誘導のみで、前壁梗塞ではST-T変化を捉えにくいため、救急車に収容後は12誘導心電図が重要です。
- 現時点で心原性ショックや肺水腫は疑われませんが、心室性期外収縮があり、致死的不整脈に備えてAEDパッド装着が望ましいです。
- 冠動脈インターベンションが可能な病院へ搬送が必要ですが、時間外対応できない施設もあるため、事前確認が必要です。

2. 病院連絡の例

　「〇〇救急隊の救急救命士〇〇です。病院収容依頼の電話となります。52歳、男性。自宅で胸部の圧迫感が30分以上改善しないとのことで救急要請がありました。

救急隊現着時、意識清明、呼吸 20 回、脈拍橈骨で 100 回、SpO₂ はルームエアで 96％。心電図モニターでは ST に異常なし、時折 PVC がみられます。前胸部痛が継続しており、左肩の痛みも訴えており、冷汗がみられます。現病歴には高血圧、脂質異常症があります。現在、半坐位の状態でリザーバ付きフェイスマスク 6L 酸素投与中、SpO₂ は 98％です。救急隊としては急性心筋梗塞を疑って、循環器科のある貴病院を選定しました。この傷病者の受け入れはいかがでしょうか？」

≪受け入れ可能な場合は必要に応じて以下の情報を伝える≫

「傷病者の名前は〇〇太郎さん、52 歳、生年月日は 19 〇〇年〇月〇日です。かかりつけ医は〇〇クリニックに高血圧、脂質異常症で通院中。病院到着まで約〇〇分を予定しています。よろしくお願いいたします」。

✔SBAR による報告のポイント

- S （状況）「52 歳男性が自宅で胸部の圧迫感が 30 分以上改善しない」ことを報告します。
- B （背景）「現病歴には高血圧と脂質異常症がある」ことを報告します。
- A （評価）「心電図モニターに異常を認めないが胸痛の性状から急性心筋梗塞を疑っている」ことを報告します。
- R （推奨）「循環器科のある貴病院を選定した」などと推奨（提案）します。

✔MIST による報告のポイント

- M （原因 / 受傷機転）「52 歳男性が胸部の圧迫感が 30 分以上改善しない」ことを報告します。
- I （外傷部位 / 身体所見）「冷汗と左肩の痛みを認める」ことを報告します。
- S （バイタルサイン）「呼吸 20 回、脈拍 100 回、SpO₂ 96％」などと報告します。
- T （処置）「酸素投与中である」ことを報告します。

＜病院連絡の例に対する医師のコメント＞

「心電図モニターでは ST 変化ははっきりしないが、症候経過から急性冠症候群を強く疑うので、救急車に収容後に 12 誘導心電図を記録する」という報告がいいでしょう。「ST 変化がはっきりしたら、もう一度連絡して」と言われそうなので、12 誘導心電図を確認してから第 1 報をする救急隊が多いと思います。

8 ■ うっ血性心不全（慢性腎不全・陳旧性心筋梗塞）

[症例] 胸痛	
傷病者の情報	• 78歳、男性 • 現病歴：慢性腎不全。40歳代から人工透析を受けている（近くの透析クリニック）。前回は機械のトラブルがあり半分の時間しか透析を受けられなかった。45歳時に急性心筋梗塞で入院したことがある • 現在の薬物療法：降圧薬、高脂血症治療薬 • アレルギー：なし
発生状況	• 発生場所：自宅 • 発生時刻：22時頃 • 発生時の状況：本日午前中から具合が悪かったが、翌日が透析日となっており様子をみていた。21時頃就寝したが、その後呼吸困難が出現、改善しないため救急要請した
症状・症候	• 自室の布団の上で、枕をかかえた前傾姿勢で起坐位となっている • 右眼瞼、下腿に浮腫がみられる • 聴診で下肺野に水泡音を聴取 • 頸静脈怒張あり • 冷汗あり
救急隊現着時所見	• 意識：JCS I-2 • 血圧：182/98mmHg、脈拍：60/分（整）、呼吸：24/分 • SpO$_2$（ルームエア）：92%、体温：36.1℃ • 心電図モニター：狭いQRS波形がみられるがP波ははっきりしない。T波の尖鋭化あり

1. 病院選定・連絡のポイント

・慢性腎不全で透析療法を受けていますが、前回はトラブルで透析量が不十分であり、うっ血性心不全を発症しています。陳旧性心筋梗塞が既往にあり、心機能が低下している可能性があります。

・循環血液量の増加により全身のうっ血がみられ、発作性夜間呼吸困難を呈しています。

・テント状T波がみられ、高カリウム血症の可能性があります。致死的な心室性不整脈のリスクがあるため、心電図モニターの継続的な観察やAEDの準備が必要です。

2. 病院連絡の例

「○○救急隊の救急救命士○○です。病院収容依頼の電話となります。78歳、男性。自宅で呼吸困難が出現し改善しないとのことで救急要請がありました。この方、透析治療患者で、前回の透析で機械のトラブルで半分の時間しか透析を受けられなかったとのことです。救急隊現着時、JCS Ⅰ-2、呼吸24回、脈拍橈骨で60回、SpO$_2$はルームエアで92%、心電図モニターではQRSは狭く、P波ははっきりせずテント状T波がみられます。現病歴は、40歳から透析治療を受けており、透析日は月水金で前回は水曜日とのことです。現在、起坐位の状態でリザーバ付きフェイスマスク6L酸素投与中です。頸動脈の怒張と下腿に浮腫を認めることから、救急隊としてはうっ血性心不全および高カリウム血症を疑って救命救急センターを選定しました。この傷病者の受け入れはいかがでしょうか？」
≪受け入れ可能な場合は必要に応じて以下の情報を伝える≫
「傷病者の名前は○○太郎さん、78歳、生年月日は19○○年○月○日です。かかりつけ医は○○クリニックに高血圧で通院中。病院到着まで約○○分を予定しています。よろしくお願いいたします」。

✓SBARによる報告のポイント
S（状況）　「78歳男性が自宅で呼吸困難が出現し改善しない」ことを報告します。
B（背景）　「透析治療患者で、前回は機械のトラブルで半分の時間しか透析を受けられなかった」ことを報告します。
A（評価）　「うっ血性心不全および高カリウム血症を疑っている」ことを報告します。
R（推奨）　「救命救急センターのある貴病院を選定した」などと推奨（提案）します。

✓MISTによる報告のポイント
M（原因/受傷機転）　「78歳男性が自宅で呼吸困難が出現し改善しない」ことを報告します。
I（外傷部位/身体所見）　「頸静脈怒張と下腿の浮腫を認める」ことを報告します。
S（バイタルサイン）　「呼吸24回、脈拍橈骨で60回、酸素6L投与下でSpO$_2$92%、心電図モニターではQRSが狭い」などと報告します。
T（処置）　「酸素6L投与中である」ことを報告します。

＜病院連絡の例に対する医師のコメント＞
うっ血性心不全は、頸静脈怒張の有無なども付け加えると伝わりやすいです。うっ血性心不全・高カリウム血症ともに透析（除水）不足による二次的な病態なので、かかりつけ医療機関で対応（透析）できるか相談するのがいいでしょう。

9 ■ 大動脈解離

[症例]	**胸背部痛**
傷病者の情報	● 68 歳、女性 ● 現病歴：高血圧。40 歳代半ば頃から血圧上昇を人間ドックで指摘されていた ● 現在の薬物療法：なし（近医で血圧を経過観察中） ● アレルギー：花粉症
発生状況	● 発生場所：自宅 ● 発生時刻：10 時頃 ● 発生時の状況：自宅で家事をしていたところ前胸部痛を自覚。その後背部にも痛みが拡がったため救急要請した
症状・症候	● 自宅のソファにうずくまっている ● 問診に対してはうまくしゃべれない ● 今は胸部から腹部にかけての背中側が痛い ● 左手に力が入りにくい
救急隊現着時所見	● 意識：JCS I-1（呂律不良がある） ● 血圧：（右）98/60mmHg、（左）184/102mmHg、脈拍：62/ 分（整）、呼吸：16/ 分 ● SpO₂（ルームエア）：96%、体温：36.3℃ ● 心電図モニター：洞調律、ST 低下、陰性 T 波がある ● 聴診では心雑音なし

1. 病院選定・連絡のポイント

・突然の発症、上肢血圧の左右差、移動する胸背部痛から大動脈解離が疑われます。

・右上肢の血圧低下があるのでスタンフォード A 型と考えられます。

・左の不全麻痺・呂律不良から、腕頭動脈～右総頸動脈の血流不良による脳虚血が疑われ、緊急手術が必要な可能性があります。三次医療機関への搬送が望ましいです。

・心電図変化が新たな心筋虚血なのか高血圧による二次的な ST-T 異常なのかの判断は困難ですが、12 誘導心電図の記録が望ましいです。

2. 病院連絡の例

　「○○救急隊の救急救命士○○です。病院収容依頼の電話となります。68 歳、女性。自宅で突然の前胸部痛から背部に痛みが拡がったとのことで救急要請がありました。救急隊現着時、意識 JCS I-1、呼吸 16 回、脈拍橈骨で 62 回、SpO₂ はルームエ

アで 96％、血圧は左右差があり、右 98/60mmHg、左 184/102mmHg です。心電図モニターでは ST の低下と陰性 T 波を認めます。現在、胸部から腹部にかけての背中側の痛みを訴えています。また、構音障害と左上肢の不全麻痺があります。現病歴は検診で血圧上昇を指摘され経過観察中。処置はリザーバ付きフェイスマスク 6L 酸素投与中です。救急隊としては急性大動脈解離を疑って救命救急センターを選定しました。この傷病者の受け入れはいかがでしょうか？」

≪受け入れ可能な場合は必要に応じて以下の情報を伝える≫

「傷病者の名前は○○花子さん、68 歳、生年月日は 19 ○○年○月○日です。かかりつけ医は○○クリニックに高血圧で通院中。病院到着まで約○○分を予定しています。よろしくお願いいたします」。

✓SBAR による報告のポイント

S （状況） 「68 歳女性が自宅で突然の前胸部痛から背部に痛みが拡がった」ことを報告します。

B （背景） 「現病歴は検診で高血圧を指摘され経過観察中である」ことを報告します。

A （評価） 「突然の前胸部痛から背部に痛みが拡がり、血圧の左右差も認めることから急性大動脈解離を疑っている」ことを報告します。

R （推奨） 「救命救急センターのある貴病院を選定した」などと推奨（提案）します。

✓MIST による報告のポイント

M （原因 / 受傷機転） 「68 歳女性が胸部から腹部にかけての背中側の痛みを訴えている」ことを報告します。

I （外傷部位 / 身体所見） 「血圧の左右差および構音障害と左上肢の不全麻痺を認める」ことを報告します。

S （バイタルサイン） 「血圧右 98/60mmHg、左 184/102mmHg」などと報告します。

T （処置） 「酸素 6L 投与中である」ことを報告します。

＜ 病院連絡の例に対する医師のコメント ＞

上肢血圧の左右差があり、合併症として脳虚血による神経症状を呈している「スタンフォードA型」が考えられる、と連絡できれば満点（この場合は緊急手術などの検討が必要となります）です。モニター心電図の ST 変化が、合併症としての急性心筋虚血によるものかどうか、12 誘導心電図の報告も第 2 報などで聞きたいです。

10 ■ 糖尿病ケトアシドーシス

[症例] **腹痛・嘔吐(意識レベルの低下)**	
傷病者の情報	●20 歳、男性 ●既往歴：なし ●現在の薬物療法：なし ●アレルギー：なし
発生状況	●発生場所：自宅 ●発生時刻：10 時頃 ●発生時の状況：5 日前に発熱がみられ、近医にてインフルエンザと言われた。その頃から口渇が強く清涼飲料水を毎日6L ほど飲んでいた。前日から悪心・嘔吐と腹痛があり、食事がまったく摂れなくなった。お見舞いにきた友人が、声かけに対する反応が悪いと救急要請した
症状・症候	●自宅ベッドに仰臥位となっていた ●皮膚・口腔の乾燥がある ●四肢に冷感がある ●速くて深い呼吸で、甘酸っぱい口臭を認めた
救急隊現着時所見	●意識：JCS Ⅱ-20 ●血圧：90/70mmHg、脈拍：120/分(整)、呼吸：32/分 ●SpO$_2$(ルームエア)：97%、体温：36.1℃ ●心電図モニター：洞性頻拍、118/ 分(整)、ST-T 異常なし ●血糖測定：300mg/dL

1. 病院選定・連絡のポイント

・インフルエンザによる食欲低下がきっかけで、清涼飲料水の多飲(ペットボトル症候群)により糖尿病ケトアシドーシスが発症しています。

・清涼飲料水の多飲を聞き逃すと、インフルエンザや胃腸炎による悪心・嘔吐、腹痛と誤認されることがあります。

・高カリウム血症を伴う可能性があるため、テント状 T 波などの心電図変化を見逃さないよう注意しましょう。

・クスマウル呼吸やアセトン臭も糖尿病ケトアシドーシスの特徴です。

・糖尿病専門医や救急医のいる医療機関への搬送が望ましいです。

2. 病院連絡の例

　「○○救急隊の救急救命士○○です。病院収容依頼の電話となります。20 歳、男性。インフルエンザで自宅療養中に意識レベルが低下しているとのことで救急要請

7. ケーススタディ 57

がありました。救急隊現着時、意識 JCS Ⅱ-20、呼吸 32 回で深く、甘酸っぱい口臭を認めます。脈拍橈骨で 120 回、SpO₂ はルームエアで 97％、血圧 90/70、心電図モニターは洞性頻拍、体温 36.1℃です。5 日前から発熱があり、近医でインフルエンザと診断され自宅療養中でした。口渇が強く清涼飲料水を毎日 6L 程度摂取しており、昨日から悪心・嘔吐と腹痛があり、食事がまったく摂れない状況だったとのことで、本日見舞いにきた友人が意識レベルが低下しているのを発見したものです。既往歴は特にないとのことです。救急隊としては糖尿病ケトアシドーシスを疑って、救命救急センターのある貴病院を選定しました。この傷病者の受け入れはいかがでしょうか？」

≪受け入れ可能な場合は必要に応じて以下の情報を伝える≫

「傷病者の名前は○○太郎さん、20 歳、生年月日は 20 ○○年○月○日です。病院到着まで約○○分を予定しています。よろしくお願いいたします」。

✔SBAR による報告のポイント

S（状況）「20 歳男性がインフルエンザで自宅療養中に意識レベルが低下している」ことを報告します。

B（背景）「5 日前から発熱があり、近医でインフルエンザと診断され自宅療養中である」ことを報告します。

A（評価）「意識障害と口臭などから糖尿病ケトアシドーシスを疑っている」ことを報告します。

R（推奨）「救命救急センターのある貴病院を選定した」などと推奨（提案）します。

✔MIST による報告のポイント

M（原因 / 受傷機転）「20 歳男性がインフルエンザで自宅療養中に意識レベルが低下している」ことを報告します。

Ｉ（外傷部位 / 身体所見）「意識 JCS Ⅱ-20、呼吸 32 回で深く、甘酸っぱい口臭を認める」ことを報告します。

S（バイタルサイン）「呼吸 32 回、脈拍 120 回、血圧 90/70、体温 36.1℃」などと報告します。

T（処置）必要に応じて処置内容を報告します。

＜病院連絡の例に対する医師のコメント＞

糖尿病ケトアシドーシス・ペットボトル症候群を考えており、JCS Ⅱ-20 と意識レベルが低下しているので血糖値の確認は行いましょう。無理に病態を考えなくても、現場からは「高血糖緊急症と考えられるので収容お願いします」の連絡でいいと思います。

11 ■ 食道静脈瘤破裂

［症例］ 吐血

傷病者の情報	・65 歳、男性 ・既往歴：40 歳頃からアルコール依存、60 歳で肝硬変を指摘されたが、現在はどこにも通院していない ・現在の薬物療法：なし ・アレルギー：なし
発生状況	・発生場所：自宅 ・発生時刻：19 時 ・発生時の状況：夕食後に突然血液を吐いたと救急要請
症状・症候	・自宅ベッドに仰臥位となっている ・特に腹痛はないが、4〜5 回血を吐いたとのことである ・アンモニアのような口臭がある ・冷汗あり
救急隊現着時所見	・意識：JCS Ⅰ-2 ・血圧：62/40mmHg、脈拍：122/ 分（整）、呼吸：24/ 分 ・SpO$_2$（ルームエア）：97%、体温：35.7℃ ・心電図モニター：洞性頻拍 ・顔面は貧血様であるが、やや黄色がかった色調の皮膚となっている ・枕元にある洗面器に 2/3 ほど吐いた血液（鮮血色）が溜まっている ・腹部膨満、臍周囲の静脈が浮き出している

1. 病院選定・連絡のポイント

・既往歴からアルコール性肝硬変であり、食道静脈瘤破裂による吐血と出血性ショックが疑われます。

・マロリー・ワイス症候群と異なり、嘔吐が先行せず、突然の吐血で発症します。

・腹部膨満は肝硬変による腹水貯留、臍周囲の静脈怒張は静脈の側副血行の影響です。

・口腔内血液の吸引と静脈路確保による補液が必要です。

・内視鏡的治療のため、三次医療機関への搬送が望ましいです。

2. 病院連絡の例

　「○○救急隊の救急救命士○○です。病院収容依頼の電話となります。65 歳、男性。肝硬変の既往のある方が自宅で突然吐血をしたとの救急要請です。夕食後に突然吐血したとのことで、4〜5 回は続いたとのことです。救急隊現着時、意識 JCS Ⅰ-2、

呼吸 24 回、脈拍橈骨で 122 回、SpO₂ はルームエアで 97％、血圧 62/40、心電図モニターは洞性頻拍です。全身観察では、アンモニア様の口臭、黄疸、腹部膨満、腹壁静脈の怒張がみられます。吐血の性状は鮮血で、洗面器に 2/3 程度の量が確認できます。既往歴は 40 歳頃からアルコール依存症、60 歳で肝硬変を指摘されていますが、現在通院はしていないようです。救急隊としては食道静脈瘤破裂を疑って、救命救急センターを選定しました。この傷病者の受け入れはいかがでしょうか？」
≪受け入れ可能な場合は必要に応じて以下の情報を伝える≫
「傷病者の名前は〇〇太郎さん、65 歳、生年月日は 19 〇〇年〇月〇日です。病院到着まで約〇〇分を予定しています。よろしくお願いいたします」。

✓SBAR による報告のポイント

S （状況） 「65 歳男性が肝硬変の既往があり、自宅で突然吐血をした」ことを報告します。

B （背景） 「既往歴は 40 歳頃からアルコール依存症、60 歳で肝硬変を指摘されている」ことを報告します。

A （評価） 「肝硬変の既往と突然の吐血から食道静脈瘤破裂を疑っている」ことを報告します。

R （推奨） 「救命救急センターのある貴病院を選定した」などと推奨（提案）します。

✓MIST による報告のポイント

M （原因 / 受傷機転） 「65 歳男性が肝硬変の既往歴があり、自宅で突然吐血をした」ことを報告します。

I （外傷部位 / 身体所見） 「アンモニア様の口臭、黄疸、腹部膨満、腹壁静脈の怒張を認める」ことを報告します。

S （バイタルサイン） 「呼吸 24 回、脈拍 122 回、血圧 62/40mmHg」などと報告します。

T （処置） 必要に応じて処置内容を報告します。

< 病院連絡の例に対する医師のコメント >

アルコール依存・肝硬変からの食道静脈瘤の破裂であることに間違いはないですが、治療を放置していた傷病者の場合、医療機関側のモチベーションは低くなりがちです。病態とは関係ないとはいえ、同乗者はいるか？ 家族への連絡はどうなっているか？などが重要視されるので事前に確認しましょう。

12 ■ アナフィラキシーショック

［症例］ ハチ刺傷

傷病者の情報	● 55歳、男性 ● 既往歴：50歳時アシナガバチに刺されてショックになった。その後近くの皮膚科クリニックでエピペン®を処方されている ● 現在の薬物療法：なし（エピペン®を処方されている） ● アレルギー：大豆
発生状況	● 発生場所：自宅近くのビニールハウス ● 発生時刻：10時20分 ● 発生時の状況：農作業中にハチに刺されたと、一緒にいた妻に言った後に動けなくなって返事をしないとのことで救急要請した ● エピペン®は自宅においてきたので使えない
症状・症候	● ビニールハウスのトマトの畑の間で倒れている ● 妻の話では後頭部を2～3ヵ所ハチ（種類は不明）に刺されたらしい
救急隊現着時所見	● 意識：JCS Ⅲ-100 ● 血圧：58/30mmHg、脈拍：125/分（整だが微弱）、呼吸：24/分 ● SpO$_2$（ルームエア）：92%、体温：35.7℃ ● 心電図モニター：洞性頻拍 ● 顔面から胸部にかけて紅潮、刺された部位ははっきりしないが、後頭部から頸部にかけて発赤腫脹あり ● 胸部聴診で喘鳴 ● 尿失禁あり

1. 病院選定・連絡のポイント

・既往歴から、ハチ刺傷によるアナフィラキシーショックが強く疑われます。

・エピペン®が処方されていますが、所持していないので使用できません。

・皮膚症状に加え、喘息様の呼吸器症状がみられます。酸素投与を実施し、静脈路確保を考慮しましょう。

・可能であれば直近の医療機関でアドレナリン投与を行い、呼吸器管理が可能な二次・三次医療機関への搬送が望まれます。

2. 病院連絡の例

　「○○救急隊の救急救命士○○です。病院収容依頼の電話となります。55歳、男性。農作業中にハチに刺され意識がなくなったとの救急要請がありました。救急隊現着

時、意識 JCS Ⅲ-100 で失禁あり、呼吸 24 回、脈拍橈骨で 125 回微弱、SpO₂ は
ルームエアで 92%、血圧 58/30、心電図モニターは洞性頻拍です。妻の話では後頭
部を 2〜3 ヵ所刺されたとのことで、顔面から胸部にかけて紅潮がみられ、後頭部か
ら頸部に発赤腫脹があります。聴診上、胸部で喘鳴が聴取されます。既往歴にアシ
ナガバチによるアナフィラキシーがあり、近所の皮膚科医院でエピペン®を処方され
ていますが、現在所持していません。現在、リザーバ付きフェイスマスク 10L 酸素
投与中です。救急隊としてはアナフィラキシーショックを疑って、救命救急センター
を選定しました。この傷病者の受け入れはいかがでしょうか？」
≪受け入れ可能な場合は必要に応じて以下の情報を伝える≫
　「傷病者の名前は〇〇太郎さん、55 歳、生年月日は 19 〇〇年〇月〇日です。かか
りつけ医は〇〇クリニックです。病院到着まで約〇〇分を予定しています。よろし
くお願いいたします」。

✓SBAR による報告のポイント

S　（状況）　「55 歳男性が農作業中にハチに刺されて意識がない」ことを報告します。

B　（背景）　「既往歴にアシナガバチによるアナフィラキシーがあり、エピペン®を処
　　　　　　方されているが、所持していない」ことを報告します。

A　（評価）　「顔面から胸部にかけて紅潮、後頭部から頸部に発赤腫脹を認め、アナフィ
　　　　　　ラキシーショックを疑っている」ことを報告します。

R　（推奨）　「救命救急センターのある貴病院を選定した」などと推奨（提案）します。

✓MIST による報告のポイント

M　（原因 / 受傷機転）「55 歳男性が農作業中にハチに刺され意識がなくなった」こと
　　　　　　を報告します。

I　（外傷部位 / 身体所見）　「顔面から胸部にかけて紅潮、後頭部から頸部に発赤腫
　　　　　　脹を認める」ことを報告します。

S　（バイタルサイン）　「呼吸 24 回、脈拍 125 回微弱、血圧 58/30mmHg」など
　　　　　　と報告します。

T　（処置）　「リザーバ付きフェイスマスク 10L 酸素投与中である」ことを報告します。

＜ 病院連絡の例に対する医師のコメント ＞

　窒息のリスクを確認するためにも、声のかすれや気道狭窄音の有無も重要な情報です。
搬送時間が長い場合は、搬送途上で傷病者の自宅やかかりつけクリニックでエピペン®
注射、あるいは直近二次医療機関などでアドレナリン注射が可能であるかも確認し、報
告できるとよいでしょう。

13 ■ 精索捻転症

[症例] **腹痛**	
傷病者の情報	・10歳、男児 ・既往歴：なし ・現在の薬物療法：なし ・アレルギー：なし
発生状況	・発生場所：自宅 ・発生時刻：6時30分頃 ・発生時の状況：早朝睡眠中に激しい下腹部痛で目が覚めた
症状・症候	・自室のベッドで、身体をまるめてうなっている（母親が付き添っている） ・お腹が痛いと言うが、痛みの部位をはっきり言えない ・1〜2回嘔吐した
救急隊現着時所見	・意識：JCS 0 ・血圧：102/60mmHg、脈拍：100/分（整）、呼吸：20/分 ・SpO_2（ルームエア）：98%、体温：35.7℃ ・心電図モニター：洞調律 ・触診では、上腹部・下腹部には痛みの局在がはっきりしないので、下着を下げてもらうと、左側の陰嚢の発赤と腫脹がみられた

1. 病院選定・連絡のポイント

・思春期前後の男児に多い精索捻転症が疑われます。

・小児では痛みの部位を正確に言えず「お腹が痛い」と訴えることが多く、思春期の子どもは恥ずかしさから症状を伝えにくい場合もあります。

・腹部所見が乏しい場合には、鼠径部や陰嚢の観察が必要です。

・発症6時間以内なら徒手整復が可能な場合もありますが、それ以上経過すると睾丸が壊死するリスクがあります。

2. 病院連絡の例

　「○○救急隊の救急救命士○○です。病院収容依頼の電話となります。10歳、男児。自宅で睡眠中に激しい下腹部痛を訴えて起きたとのことで救急要請がありました。救急隊現着時、意識清明、呼吸20回、脈拍橈骨で100回、SpO_2はルームエアで98%、心電図モニターは洞調律、体温35.7℃です。腹痛の部位ははっきりと聴取できませんでしたが、観察したところ左の陰嚢の発赤と腫脹がみられました。嘔吐を1〜

2回したとのことです。母親によると既往歴は特にないとのことです。救急隊として精索捻転症を疑って泌尿器科のある貴病院を選定しました。この傷病者の受け入れはいかがでしょうか？」

≪受け入れ可能な場合は必要に応じて以下の情報を伝える≫

「傷病者の名前は〇〇太郎さん、10歳、生年月日は20〇〇年〇月〇日です。かかりつけ医は〇〇クリニックです。病院到着まで約〇〇分を予定しています。よろしくお願いいたします」。

✓SBAR による報告のポイント

S（状況）「10歳男児が自宅で睡眠中に激しい下腹部痛を訴えて起きた」ことを報告します。

B（背景）「既往歴は特にない」ことを報告します。

A（評価）「精索捻転症を疑っている」ことを報告します。

R（推奨）「泌尿器科のある貴病院を選定した」などと推奨（提案）します。

✓MIST による報告のポイント

M（原因 / 受傷機転）「10歳男児が睡眠中に激しい下腹部痛を訴えた」ことを報告します。

I（外傷部位 / 身体所見）「左の陰嚢の発赤と腫脹を認める」ことを報告します。

S（バイタルサイン）「呼吸20回、脈拍100回、体温35.7℃」などと報告します。

T（処置）必要に応じて処置内容を報告します。

＜病院連絡の例に対する医師のコメント＞

思春期での発症ではなかなか言いたがらないことが多いですが、精巣の発赤腫脹・圧痛を確認することが重要です。精索捻転症は発症から時間が経過すると徒手整復が困難となり、手術で精巣を摘出する必要が出てくるので、発症時刻を確認し、報告するようにしましょう。

14 ■ 急性腰痛症

[症例] 腰痛

傷病者の情報	・42歳、女性 ・既往歴：なし ・現在の薬物療法：なし ・アレルギー：なし
発生状況	・発生場所：自宅 ・発生時刻：21時30分頃 ・発生時の状況：自宅で布団を敷こうとしたところ、急に腰に激痛を自覚し、動けなくなったと、同居の夫から救急要請
症状・症候	・自室で四つん這いになったまま、うなっている ・少しでも身体を動かそうとすると、腰に電気が走るようだ
救急隊現着時所見	・意識：JCS 0 ・血圧：144/80mmHg、脈拍：92/分（整）、呼吸：16/分 ・SpO_2（ルームエア）：98%、体温：36.2℃ ・心電図モニター：洞調律 ・下肢への放散痛や麻痺はない

1. 病院選定・連絡のポイント

・いわゆるぎっくり腰が疑われます。
・腰椎椎間板ヘルニアとの区別が難しいですが、急性腰痛症では下肢への放散痛はありません。
・神経症状（膀胱直腸障害、対麻痺など）があれば高次医療機関での対応が必要です。
・ぎっくり腰は安静と除痛で自然に改善することが多いですが、運動制限が約1週間続くため、入院希望者も多いです。病床不足により受け入れをためらう医療機関もあるので注意しましょう。

2. 病院連絡の例

　「〇〇救急隊の救急救命士〇〇です。病院収容依頼の電話となります。42歳、女性。自宅で布団を敷こうとしたところ、急に腰に激痛を感じ、動けなくなったということで救急要請がありました。救急隊現着時、意識清明、呼吸16回、脈拍橈骨で充実92回、SpO_2はルームエアで98%です。現在、体動で腰部に電気が走るような痛みを訴えています。下肢の放散痛や麻痺は認めません。　救急隊としては急性腰痛症を疑って整形外科のある貴病院を選定しました。この傷病者の受け入れはいかがでしょ

うか？」

≪受け入れ可能な場合は必要に応じて以下の情報を伝える≫

「傷病者の名前は〇〇花子さん、42 歳、生年月日は 19 〇〇年〇月〇日です。病院到着まで約〇〇分を予定しています。よろしくお願いいたします」。

✓SBAR による報告のポイント

S （状況） 「42 歳女性が自宅で布団を敷こうとしたところ、急に腰に激痛を感じ、動けなくなった」ことを報告します。

B （背景） 「既往歴は特になく、急に発症した」ことを報告します。

A （評価） 「体動で痛みが増強することから急性腰痛症を疑っている」ことを報告します。

R （推奨） 「整形外科のある貴病院を選定した」などと推奨（提案）します。

✓MIST による報告のポイント

M （原因 / 受傷機転） 「42 歳女性が自宅で布団を敷こうとしたところ、急に腰に激痛を感じた」ことを報告します。

I （外傷部位 / 身体所見） 「体動で腰部に電気が走るような痛みを訴えている」ことを報告します。

S （バイタルサイン） 「呼吸 16 回、脈拍 92 回、SpO_2 98％」などと報告します。

T （処置） 必要に応じて処置内容を報告します。

＜病院連絡の例に対する医師のコメント＞

いわゆるぎっくり腰で、傷病者自身はとてもつらいものですが、痛み止めのみで帰宅となる場合がほとんどです。救急隊の仕事でないことは確かですが、帰る手段は確保されているか？　同乗者はいるか？　などと医療機関側から確認されることが多いです。

15 ■ 急性緑内障発作

[症例]　**頭痛**	
傷病者の情報	●63歳、女性 ●現病歴：55歳時から高血圧 ●現在の薬物療法：降圧薬（近くのクリニック） ●アレルギー：なし
発生状況	●発生場所：自宅 ●発生時刻：20時 ●発生時の状況：突然、頭痛と嘔気・嘔吐を自覚し救急要請した
症状・症候	●左側の前頭部から眼にかけての痛みを訴えている ●左眼がかすんで見えるようだ
救急隊現着時所見	●意識：JCS 0 ●血圧：152/84mmHg、脈拍：96/分（整）、呼吸：20/分 ●SpO$_2$（ルームエア）：98％、体温：36.1℃ ●心電図モニター：洞調律 ●上下肢の麻痺はない ●左眼の充血を認める

1. 病院選定・連絡のポイント

・急性緑内障発作ですが、強い頭痛や嘔吐があるため、くも膜下出血などの脳血管疾患と間違われることがあります。

・患側の眼の充血（毛様充血）や眼のかすみの有無などに注意しましょう。

・眼圧の上昇を確認することが必要ですが、これは専門医以外には難しいことが多いです。

・治療が遅れると失明のリスクがあるため、眼科専門医が対応可能な医療機関への迅速な搬送が重要です。

2. 病院連絡の例

　「〇〇救急隊の救急救命士〇〇です。病院収容依頼の電話となります。63歳、女性。自宅で突然前頭部から眼にかけての痛みと嘔気・嘔吐を自覚したとのことで救急要請がありました。救急隊現着時、意識清明、呼吸20回、脈拍橈骨で96回整、SpO$_2$はルームエアで98％。心電図モニターは洞調律です。痛みは左側の前頭部から眼にかけてで、左眼がかすんで見えると訴えており、左眼の充血がみられます。麻痺などはありません。現病歴には高血圧があります。救急隊としては急性緑内障発作を疑って眼科

のある貴病院を選定しました。この傷病者の受け入れはいかがでしょうか？」
≪受け入れ可能な場合は必要に応じて以下の情報を伝える≫
　「傷病者の名前は〇〇〇子さん、63歳、生年月日は19〇〇年〇月〇日です。かかりつけ医は〇〇クリニックに高血圧で通院中。病院到着まで約〇〇分を予定しています。よろしくお願いいたします」。

✓SBAR による報告のポイント
S（状況）　「63歳女性が自宅で突然前頭部から眼にかけての痛みと嘔気・嘔吐を自覚した」ことを報告します。
B（背景）　「現病歴には高血圧がある」ことを報告します。
A（評価）　「突然の前頭部から眼にかけての痛みと嘔気・嘔吐を認め、急性緑内障発作を疑った」ことを報告します。
R（推奨）　「眼科のある貴病院を選定した」と推奨（提案）します。

✓MIST による報告のポイント
M（原因 / 受傷機転）　「63歳女性が自宅で突然前頭部から眼にかけての痛みと嘔気嘔吐を自覚した」ことを報告します。
I（外傷部位 / 身体所見）　「左眼がかすんで見え、左眼の充血を認める」ことを報告します。
S（バイタルサイン）　「呼吸20回、脈拍96回、SpO$_2$ 98%」などと報告します。
T（処置）　必要に応じて処置内容を報告します。

＜病院連絡の例に対する医師のコメント＞
　教科書的には「毛様充血」が特徴的な症候の1つとされていますが、結膜充血との判別は困難です。「緑内障が疑われる」という連絡だと、（機嫌の悪い？）医師からは「なんの根拠で？」などと突っ込まれることがあります。「緑内障による失明のリスクは"否定できません"」と連絡すると断りにくいような気がします。

16 ■ 溶連菌感染症による壊死性筋膜炎

[症例] **下肢痛**

傷病者の情報	・47歳、女性 ・現病歴：42歳で糖尿病、45歳で関節リウマチ ・現在の薬物療法：糖尿病治療薬、副腎皮質ステロイド（近隣の二次医療機関） ・アレルギー：なし
発生状況	・発生場所：自宅 ・発生時刻：20時 ・発生時の状況：朝から左足背の発赤と腫脹がみられた。昼過ぎから40℃の発熱、左下肢（膝）までの腫れと痛みを自覚した。夕方になって痛みで歩けなくなったとのことで救急要請した
症状・症候	・左下肢の膝上までの発赤と腫脹、圧迫で強い痛みを訴える
救急隊現着時所見	・意識：JCS Ⅱ-10 ・血圧：90/52mmHg、脈拍：115/分（整）、呼吸：24/分 ・SpO₂（ルームエア）：96%、体温：39.1℃ ・心電図モニター：洞性頻拍 ・大腿の半分まで発赤と腫脹が拡がっている ・意識レベルの軽度低下がみられる

1. 病院選定・連絡のポイント

・劇症型溶血性連鎖球菌（いわゆる人食いバクテリア）による壊死性筋膜炎が疑われます。

・易感染性のある傷病者は、小さな傷口（時に見つからない）から感染します。

・進行が非常に速く、治療が遅れると多臓器不全や死亡のリスクが高まります。

・緊急切断手術が必要な場合もあり、高次医療機関への搬送が適切です。

・ほかの細菌による蜂窩織炎や化膿性関節炎も急激に進行することがあるため、過小評価しないよう注意しましょう。

2. 病院連絡の例

　「〇〇救急隊の救急救命士〇〇です。病院収容依頼の電話となります。47歳、女性。自宅で左下腿の腫脹と痛みで歩行ができないとのことで救急要請がありました。救急隊現着時、意識はJCS Ⅱ-10、体温が高熱で39.1℃、呼吸24回、脈拍橈骨で少し早く115回、血圧が低く90/52、SpO₂はルームエアで96%です。今朝から

左足背の発赤と腫脹があり、様子をみていたところ、昼過ぎから40℃の発熱があり、左下肢（膝）までの腫れが進行し痛みを伴ってきたそうです。夕方になって痛みで歩けなくなったとのことで救急要請したものです。現在、発赤と腫脹が大腿の中央部くらいまで進行してきており、腫脹部位を圧迫すると強い痛みを訴えます。救急隊としては病態を把握できませんが、緊急手術が可能と思われる貴病院を選定しました。この傷病者の受け入れはいかがでしょうか？」

≪受け入れ可能な場合は必要に応じて以下の情報を伝える≫

「傷病者の名前は〇〇花子さん、47歳、生年月日は19〇〇年〇月〇日です。病院到着まで約〇〇分を予定しています。よろしくお願いいたします」。

✓SBAR による報告のポイント

S （状況） 「47歳女性が自宅で左下腿の腫脹と痛みで歩行ができない」ことを報告します。

B （背景） 「今朝から左足背の発赤と腫脹があり、昼過ぎから40℃の発熱を認めた」ことを報告します。

A （評価） 「救急隊としては病態を把握できないが緊急手術が必要と考える」ことを報告します。

R （推奨） 「緊急手術が可能な貴病院を選定した」などと推奨（提案）します。

✓MIST による報告のポイント

M （原因/受傷機転） 「47歳女性が自宅で左下腿の腫脹と痛みで歩行ができない」ことを報告します。

I （外傷部位/身体所見） 「腫脹が大腿の中央部くらいまで進行している」ことを報告します。

S （バイタルサイン） 「呼吸24回、脈拍115回、血圧90/52」などと報告します。

T （処置） 必要に応じて処置内容を報告します。

＜病院連絡の例に対する医師のコメント＞

劇症型の壊死性筋膜炎では、時間単位で急速に進行することがあります。病院側の混雑度合いによっては、順に部位の説明をしてもなかなか伝わらないことがあります。「時間単位で急速に病態が進行している」と再度強調して、相手側に伝わったかを確認しましょう。

17 ■ 認知症

[症例] **不穏（落ち着きがなくどことなく様子がおかしい）**	
傷病者の情報	・84歳、男性 ・既往歴：不明（認知症であるというが定かではない） ・現在の薬物療法：不明 ・アレルギー：なし
発生状況	・発生場所：自宅 ・発生時刻：19時 ・発生時の状況：郵便受けに新聞が溜まったままになっているのを近所の人が警察に通報した。様子がおかしいと警察官が救急要請した。約10年前に妻が亡くなってからは、ほとんど自宅にひきこもって、親戚や子どもたちともほとんど連絡をとっていなかった
症状・症候	・外国のスパイが監視しているので籠城している。隣人が勝手に敷地に入り盗みをしているなどと、辻褄の合わないことを言っている ・自宅はゴミ袋が散乱しており、自室は食べ残しや手をつけていない薬の袋などが散乱している ・著明なるいそうで、全身垢だらけ、尿や便はベッドの上で垂れ流し状態
救急隊現着時所見	・意識：JCS I-1 ・血圧：174/100mmHg、脈拍：95/分（整）、呼吸：20/分 ・SpO$_2$（ルームエア）：96%、体温：39.1℃ ・心電図モニター：洞調律 ・聴診では左下肺に水泡音を聴取 ・腰、踵に褥瘡あり

1. 病院選定・連絡のポイント

・認知症の高齢者で、ゴミ屋敷状態で寝たきりになっている場合です。

・見当識障害や不穏、妄想といった認知症の中核症状および周辺症状がみられることが多いでしょう。

・医療機関は認知症のみでの受け入れを渋る傾向がありますが、民生委員や家族の同伴があれば受け入れられることもあります。

・肺炎などの特定疾患が疑われる場合、医療機関の受け入れは比較的容易になるでしょう。

2. 病院連絡の例

　「〇〇救急隊の救急救命士〇〇です。病院収容依頼の電話となります。84歳、男性。ひとり暮らしの自宅で寝たきりの状態です。新聞が溜まっているのを不審に思った隣人が警察に連絡し、警察官から救急要請がありました。救急隊現着時、意識JCS Ⅰ-1、著明なるいそうで、腰部と踵に褥瘡があり、聴診で左肺に水泡音を聴取します。体温39.1℃、血圧174/100mmHg、呼吸20回、脈拍橈骨で充実95回、SpO₂はルームエアで96%。実はこの方、認知症があり自宅はゴミ屋敷状態で、便も尿もベッド上で垂れ流しているようです。不穏や妄想もみられます。救急隊としては肺炎を疑っていますが、貴病院で対応可能でしょうか？」
≪受け入れ可能な場合は必要に応じて以下の情報を伝える≫
　「傷病者の名前は〇〇太郎さん、84歳、生年月日は19〇〇年〇月〇日です。病院到着まで約〇〇分を予定しています。よろしくお願いいたします」。

✓SBARによる報告のポイント

　S（状況）「ひとり暮らしの84歳男性が寝たきりで動けない」ことを報告します。
　B（背景）「認知症があり自宅はゴミ屋敷状態、便も尿もベッド上で垂れ流していた」ことを報告します。
　A（評価）「全身状態が不良で肺炎の可能性を疑っている」ことを報告します。
　R（推奨）「認知症に肺炎を合併していると思われるが貴病院で対応可能か？」などと推奨（提案）します。

✓MISTによる報告のポイント

　M（原因/受傷機転）「ひとり暮らしの84歳男性が寝たきりで動けない」ことを報告します。
　I（外傷部位/身体所見）「腰部と踵に褥瘡、左肺に水泡音を認める」ことを報告します。
　S（バイタルサイン）「体温39.1℃、血圧174/100mmHg、呼吸20回、脈拍95回、SpO₂ 96%」などと報告します。
　T（処置）必要に応じて処置内容を報告します。

＜病院連絡の例に対する医師のコメント＞

　ほとんど医療の対象にならないままベッドを長期占有するなどで、「ひとり暮らし・ゴミ屋敷」は病院側に敬遠されるキーワードの1つです。家族・知人・民生委員など保護担当者がいなければ収容不可と断言する医療機関もあるようです。日頃から地域での話し合いを行うなど地道な取り組みしかありません。

18 ■ 敗血症（誤嚥性肺炎）

［症例］	**食思不振・動けない**
傷病者の情報	● 90 歳、男性 ● 現病歴：45 歳で糖尿病、既往歴：70 歳で心筋梗塞、82 歳で脳梗塞。後遺症として不全左麻痺あり、昨年まで A 病院に通院していたが、通院困難にて近くの B クリニックを紹介された ● 現在の薬物療法：冠拡張薬、降圧薬、高脂血症治療薬、抗血小板薬 ● アレルギー：なし
発生状況	● 発生場所：自宅（長男夫婦と同居） ● 発生時刻：20 時 ● 発生時の状況：5 日前から軽い咳をしていた。3 日前から微熱・食思不振で、ほとんど食べていない。本日朝からはトイレにも歩けなくなった。様子を聞いた（遠方に住んでいる）長女が救急要請した……B クリニックは電話応答なし。A 病院は「当院での診療は終了しているし、当時の担当医は退職している」と受診を断られた
症状・症候	● 軽い湿性咳嗽がみられる
救急隊現着時所見	● 意識：JCS I -1 ● 血圧：108/60mmHg、脈拍：98/分（整）、呼吸：24/分 ● SpO_2（ルームエア）：97%、体温：37.5℃ ● 心電図モニター：洞調律 ● 聴診では、右下肺野にわずかに水泡音がある ● 皮膚の乾燥著明

1. 病院選定・連絡のポイント

・誤嚥性肺炎や敗血症が疑われますが、「どことなく具合が悪い」高齢者に対応することは多いです。

・糖尿病などで易感染性があり、高齢者では発熱反応が乏しいため、重症の感染症や敗血症が病院到着後に発覚することがよくあります。

・高齢者の「急に動けなくなった」という訴えは注意が必要です。しかし、救急隊からの収容依頼に対し、「夜に要請する理由」「バイタルが悪くないなら翌日の受診でよいのでは？」と言われることもあります。

2. 病院連絡の例

「○○救急隊の救急救命士○○です。病院収容依頼の電話となります。90 歳、男性。

5日前から軽い咳嗽と3日前から微熱と食欲不振でほとんど食べていないそうです。今朝になってトイレにも歩いて行けなくなったとのことで救急要請がありました。救急隊現着時、意識JCS I-1、体温37.5℃、呼吸24回、脈拍98回、SpO₂はルームエアで97%、聴診で右下肺野にわずかに水泡音を認め、皮膚の乾燥が著明です。既往歴には脳梗塞、心筋梗塞、現病歴には糖尿病があります。現在、ベッド上で仰臥位の状態です。 救急隊としては、脳梗塞後遺症からの誤嚥性肺炎の可能性があると思っています。呼吸器を含む全身管理が可能な貴病院を選定しました。この傷病者の受け入れはいかがでしょうか?」

≪受け入れ可能な場合は必要に応じて以下の情報を伝える≫

「傷病者の名前は〇〇太郎さん、90歳、生年月日は19〇〇年〇月〇日です。かかりつけ医は〇〇クリニックに脳梗塞、心筋梗塞、糖尿病で通院中で、冠拡張薬、降圧薬、高脂血症治療薬、抗血小板薬を処方されています。病院到着まで約〇〇分を予定しています。よろしくお願いいたします」。

✓SBARによる報告のポイント

S（状況）「90歳男性が5日前から軽い咳嗽と3日前から微熱と食欲不振がある」ことを報告します。

B（背景）「既往歴には脳梗塞、心筋梗塞、現病歴に糖尿病がある」ことを報告します。

A（評価）「脳梗塞後遺症からの誤嚥性肺炎の可能性を疑っている」ことを報告します。

R（推奨）「呼吸器を含む全身管理が可能な貴病院を選定した」などと推奨（提案）します。

✓MISTによる報告のポイント

M（原因/受傷機転）「90歳男性が5日前から軽い咳嗽と3日前から微熱と食欲不振がある」ことを報告します。

I（外傷部位/身体所見）「右下肺野にわずかに水泡音を認める」ことを報告します。

S（バイタルサイン）「体温37.5℃、呼吸24回、脈拍98回、血圧108/60mmHg」などと報告します。

T（処置） 必要に応じて処置内容を報告します。

＜病院連絡の例に対する医師のコメント＞

「どことなく具合が悪い」「動けない」では、受け入れに難色を示す医療機関が多いです。実際にはこのような場合でも重症な感染症があることも多く、医療機関側も油断してはならないのですが、この症例のように「肺炎を疑っています」とはっきり言うと、比較的スムーズな受け入れにつながります。

19 ■ 妊娠高血圧症候群

［症例］　頭痛

傷病者の情報	● 34 歳、女性 ● 現病歴：妊娠 20 週の検診から高血圧と尿蛋白陽性を指摘されていた。かかりつけ・出産予定は〇△市（車で 4 時間）のクリニック。妊娠 28 週（初産） ● 現在の薬物療法：高血圧治療薬 ● アレルギー：なし
発生状況	● 発生場所：実家（所用で帰っていた） ● 発生時刻：20 時 ● 発生時の状況：家人とテレビを観ていたところ、頭痛を訴えた。母親が持っていた血圧計では 180/128mmHg と上昇したとのことで救急要請
症状・症候	● 頭全体に拍動性の頭痛を訴えている ● 麻痺や感覚異常はみられない
救急隊現着時所見	● 意識：JCS Ⅰ-1 ● 血圧：190/120mmHg、脈拍：110/分（整）、呼吸：28/分 ● SpO_2（ルームエア）：96％、体温：36.1℃ ● 心電図モニター：洞性頻拍 ● 麻痺、筋力低下はない ● 瞳孔の異常もみられない

1. 病院選定・連絡のポイント

・以前は妊娠中毒症と言われていた、妊娠高血圧症候群です。

・頭蓋内出血や子癇を合併する可能性がありますが、今回の傷病者は頭痛のみで、神経症状がないため、血圧上昇による症状の可能性が高いです。収縮期血圧 160mmHg以上または拡張期血圧 110mmHg 以上は重症で、早急な血圧管理が必要です。

・自院でフォローしている妊婦以外では診療を拒否されることが多く、産科が対応しない場合、内科も対応を断るケースが多い印象です。

2. 病院連絡の例

　　「〇〇救急隊の救急救命士〇〇です。病院収容依頼の電話となります。34 歳、女性。妊娠 28 週初産の方です。実家でテレビを観ていたところ急に頭痛を訴え、家にあった血圧計で 180/128mmHg の高血圧とのことで救急要請がありました。救急隊現着時、意識 JCS Ⅰ-1、呼吸 28 回、脈拍橈骨で充実 110 回、血圧

190/120mmHg、SpO$_2$はルームエアで96％、頭全体に拍動性の頭痛を訴えています。現病歴には高血圧があります。現在、半坐位の状態です。救急隊としては妊娠高血圧症候群を疑って、循環器および産婦人科のある貴病院を選定しました。この傷病者の受け入れはいかがでしょうか？」

≪受け入れ可能な場合は必要に応じて以下の情報を伝える≫

　「傷病者の名前は〇〇花子さん、34歳、生年月日は19〇〇年〇月〇日です。かかりつけ医は〇〇クリニックに高血圧で通院中。病院到着まで約〇〇分を予定しています。よろしくお願いいたします」。

✓SBAR による報告のポイント

S（状況）　「妊娠28週初産の34歳女性が急に頭痛を訴えた」ことを報告します。

B（背景）　「妊娠20週から高血圧と尿蛋白を認める」ことを報告します。

A（評価）　「妊娠高血圧症候群を疑っている」ことを報告します。

R（推奨）　「循環器および産婦人科のある貴病院を選定した」などと推奨（提案）します。

✓MIST による報告のポイント

M（原因/受傷機転）　「妊娠28週初産の34歳女性が急に頭痛を訴えた」ことを報告します。

I（外傷部位/身体所見）　「拍動性の頭痛を訴える」ことを報告します。

S（バイタルサイン）　「呼吸28回、脈拍110回、血圧190/120mmHg」などと報告します。

T（処置）　必要に応じて処置内容を報告します。

＜病院連絡の例に対する医師のコメント＞

　妊婦の場合、その傷病者を妊婦検診でフォローしている医療機関以外は診療に難色を示すことが多いです。最終的に二・三次医療機関に搬送されるとしても、かかりつけ産科医療機関に第1報を入れた方が収容はスムーズでしょう（場合によっては初療を引き受けてくれることもあります）。

20 ■ 解離性障害

[症例]	意識障害
傷病者の情報	●20 歳、女性 ●既往歴：過換気症候群で時々救急搬送されている ●現在の薬物療法：抗不安薬 ●アレルギー：なし
発生状況	●発生場所：自宅 ●発生時刻：19 時 ●発生時の状況：家族と口論した後、反応がなくなった
症状・症候	●閉眼したまま、痛覚刺激にも反応がない
救急隊現着時所見	●意識：JCS Ⅲ-300 ●血圧：105/70mmHg、脈拍：86/分（整）、呼吸：16/分 ●SpO$_2$（ルームエア）：98%、体温：36.1℃ ●心電図モニター：洞調律 ●30 分以上刺激にも反応しない ●尿失禁なし

1. 病院選定・連絡のポイント

・解離性障害による症状では、ストレスによる現実逃避のため外界からの情報を遮断し@@していると思われます。意識はありますが、刺激に反応しません。
・痙攣など、検査結果では説明できない多様な症状が現れることがあります。
・自傷や神経性食思不振症などの精神的な問題を抱えた傷病者は、受け入れが難しいとされる場合が多いです。

2. 病院連絡の例

　「〇〇救急隊の救急救命士〇〇です。病院収容依頼の電話となります。20 歳、女性。自宅で家族と口論の後に反応がなくなったとのことで救急要請がありました。救急隊現着時、意識 JCS Ⅲ-300、呼吸 16 回、脈拍橈骨で充実 86 回、SpO$_2$ はルームエアで 98%、血圧 105/70mmHg、体温 36.1℃、過換気症候群で時々貴病院に救急搬送されています。現在も開眼せず痛み刺激に反応がない状態が 30 分以上続いています。救急隊としては解離性障害もあるのかと疑っていますが、JCS Ⅲ-300 を呈するその他の疾患を否定するだけの観察や検査ができません。精神科と脳神経外科がある貴病院を選定しました。この傷病者の受け入れはいかがでしょうか？」

≪受け入れ可能な場合は必要に応じて以下の情報を伝える≫

「傷病者の名前は〇〇花子さん、20歳、生年月日は20〇〇年〇月〇日です。かかりつけ医は〇〇メンタルクリニックに通院中で、抗不安薬を処方されています。病院到着まで約〇〇分を予定しています。よろしくお願いいたします」。

✓SBAR による報告のポイント

S （状況）「20歳女性が自宅で家族と口論の後に反応がなくなった」ことを報告します。

B （背景）「過換気症候群で時々救急搬送されている」ことを報告します。

A （評価）「解離性障害を疑っているが、JCS Ⅲ-300 を呈するその他の疾患を否定できない」ことを報告します。

R （推奨）「精神科と脳神経外科のある貴病院を選定した」などと推奨（提案）します。

✓MIST による報告のポイント

M （原因／受傷機転）「20歳女性が家族と口論の後に反応がなくなった」ことを報告します。

I （外傷部位／身体所見）「開眼せず痛み刺激に反応がない」ことを報告します。

S （バイタルサイン）「呼吸16回、脈拍86回、血圧105/70mmHg」などと報告します。

T （処置）必要に応じて処置内容を報告します。

＜病院連絡の例に対する医師のコメント＞

メンタル関連疾患は受け入れを断る医療機関が多いです。実際には同じような症候を繰り返すので、同じ医療機関への搬送を行うことになりますが、逆に「また？」と嫌がられることもあります。地域での話し合いで対応を相談するなどが望ましいです。

21 ■ 良性発作性頭位めまい症

［症例］ **めまい**

傷病者の情報	●65 歳、女性 ●現病歴：高血圧（治療中） ●現在の薬物療法：降圧薬 ●アレルギー：なし
発生状況	●発生場所：自宅 ●発生時刻：7 時 30 分頃 ●発生時の状況：起床時にめまいを自覚 ●本人からの聴取：朝、ベッドから起き上がろうとした際に、急に回転性のめまいを感じ、数秒で軽快。立ち上がろうとするたびに同様のめまいが発生し、嘔気もあった。今回の症状は初めてとのこと
症状・症候	●回転性めまい、嘔気 ●眼振を確認。難聴や耳鳴りはなし
救急隊現着時所見	●意識：意識清明 ●血圧：128/82mmHg、脈拍：72 回 / 分、呼吸：16 回 / 分 ●SpO$_2$（ルームエア）：98%、体温：36.6℃ ●心電図モニター：洞調律

1. 病院選定・連絡のポイント

・良性発作性頭位めまい症（BPPV）により回転性めまいと吐き気が引き起こされています。頭の位置を変えることで症状が誘発されていることが確認されており、症状は短時間で軽減します。

・耳鼻咽喉科を有する二次医療機関への搬送が必要です。BPPV の場合、頭位運動療法（例：エプリー法）による症状の軽減が期待できますが、診断と治療には専門的な診察が必要です。耳石の位置異常による内耳の後半規管の影響を確認するためのさらなる検査が推奨されます。

・BPPV は危険な病態ではありませんが、高齢傷病者では平衡感覚の低下による転倒のリスクがあるため、搬送中も安全を確保しましょう。また、眼振の有無やめまいの誘発状況をモニタリングしながら搬送を行います。

2. 病院連絡の例

　「〇〇救急隊の救急救命士〇〇です。病院収容依頼の電話となります。65 歳、女性。今朝、自宅ベッドから起き上がろうとした際に、急に回転性のめまいを感じ、立ち

上がろうとするたびに同様のめまいが発生し、吐き気もあったため救急要請された
ものです。意識清明、呼吸 16 回、脈拍橈骨充実 72 回、血圧 128/82mmHg、ルー
ムエアで SpO$_2$ 98％、体温 36.6℃です。現病歴は高血圧で治療中。今回の症状は初
めてということです。傷病者には水平性の眼振が確認できますが、頭痛や難聴、耳
鳴りはないということです。末梢性めまいを疑って、耳鼻咽喉科のある貴病院を選
定しました。この傷病者の受け入れはいかがでしょうか？」
≪受け入れ可能な場合は必要に応じて以下の情報を伝える≫
　「傷病者の名前は○○花子さん、65 歳、生年月日は 19○○年○月○日です。病院
到着まで約○○分を予定しています。よろしくお願いいたします」。

✓SBAR による報告のポイント

- S（状況）「65 歳女性が今朝、自宅ベッドから起き上がろうとした際に、回転性の
めまいを発症し、現在まで持続している」ことを報告します。
- B（背景）「今回の症状は初発である」ことを報告します。
- A（評価）「末梢性めまいを疑っている」ことを報告します。
- R（推奨）「耳鼻咽喉科がある貴病院を選定した」などと推奨（提案）します。

✓MIST による報告のポイント

- M（原因 / 受傷機転）「65 歳女性が今朝、自宅ベッドから起き上がろうとした際に、
回転性のめまいを発症し、現在まで持続している」ことを報告します。
- I（外傷部位 / 身体所見）「水平性の眼振を認めるが、難聴や耳鳴りはない」ことを
報告します。
- S（バイタルサイン）「呼吸 16 回、脈拍橈骨充実 72 回、血圧 128/82mmHg、
SpO$_2$ 98％」などと報告します。
- T（処置）　必要に応じて処置内容を報告します。

＜ 病院連絡の例に対する医師のコメント ＞

　眼振性状や蝸牛症状の有無などで判断することになっていますが、実際には小脳の病
変（出血・梗塞）によるめまいとの判別は困難であることが多いです。「初発」「いつもと
違う」場合には、神経内科または脳神経外科と耳鼻科のある医療機関への搬送が適切で
しょう。

22 ■ アダムス・ストークス症候群

[症例] 一過性意識消失	
傷病者の情報	●61 歳、女性 ●既往歴：40 歳代から健康診断で不整脈を指摘されることがあった ●現在の薬物療法：なし ●アレルギー：なし
発生状況	●発生場所：自宅 ●発生時刻：19 時 30 分頃 ●発生時の状況：自宅で家人と食事中(坐位)、一時的に意識がなくなった ●本人からの聴取：今日は昼過ぎから動悸を自覚しており、時々めまいもあった。2 日前にも一時的に気を失ったことを家人が目撃していた。1 分程度でもとに戻るので、近いうちに病院に行くつもりだった
症状・症候	●一過性意識消失
救急隊現着時所見	●意識レベル：清明 ●血圧：112/60mmHg、脈拍：110 回／分(不整)、呼吸：20 回／分 ●SpO$_2$(ルームエア)：97%、体温：36.6℃ ●心電図モニター：心房細動 ●麻痺などの神経症状なし

1. 病院選定・連絡のポイント

・麻痺を伴わない一過性意識消失発作では、脳神経疾患の可能性は低いですが、医療機関では受け入れが慎重になる場合があります。神経症状をしっかり確認しましょう。
・状況失神や起立性低血圧が原因の場合、病歴や既往歴の確認が重要です。
・心血管性失神、不整脈による失神は診断が難しく、モニター心電図が有用です。
・心房細動がある場合、洞停止による意識消失が発生する可能性があるため、搬送中の観察が重要です。
・不整脈が確認された場合、12 誘導心電図の記録を心がけましょう。

2. 病院連絡の例

　「〇〇救急隊の救急救命士〇〇です。病院収容依頼の電話となります。61 歳、女性。自宅で食事中、一時的に意識を失ったとのことで救急要請がありました。救急隊現

着時、意識清明、呼吸 20 回、脈拍橈骨で充実であるが不整 110 回、心電図モニターで心房細動を認めます。SpO$_2$ はルームエアで 97%、血圧 112/60mmHg、麻痺や瞳孔異常などの神経症状はありません。本人からの聴取では、40 歳代から健康診断で不整脈を指摘されることがあり、今日の昼過ぎから動悸とめまいがあったとのことです。2 日前にも一時的に意識を失ったところを家族が目撃したそうです。近いうちに病院受診を考えていたとのことです。救急隊としてはアダムス・ストークス症候群を疑って、循環器科のある貴病院を選定しました。この傷病者の受け入れはいかがでしょうか？」

≪受け入れ可能な場合は必要に応じて以下の情報を伝える≫

「傷病者の名前は○○花子さん、61 歳、生年月日は 19 ○○年○月○日です。病院到着まで約○○分を予定しています。よろしくお願いいたします」。

✓SBAR による報告のポイント

S （状況）　「61 歳女性が自宅で食事中に急に意識を失った」ことを報告します。

B （背景）　「40 歳代から不整脈を指摘されていた」ことを報告します。

A （評価）　「心房細動を認め、一過性の意識障害を繰り返したことからアダムス・ストークス症候群を疑っている」ことを報告します。

R （推奨）　「循環器科のある貴病院を選定した」などと推奨（提案）します。

✓MIST による報告のポイント

M （原因 / 受傷機転）　「61 歳女性が自宅で食事中に意識を失った」ことを報告します。

I （外傷部位 / 身体所見）　「麻痺や瞳孔の異常所見はない」ことを報告します。

S （バイタルサイン）　「呼吸 20 回、脈拍 110 回 (不整)、血圧 112/60mmHg」などと報告します。

T （処置）　必要に応じて処置内容を報告します。

＜ 病院連絡の例に対する医師のコメント ＞

　この症例のように一過性意識消失を繰り返している場合は搬送中に同様なイベントが起きることがありますので、油断せずモニター心電図を必ず記録するようにしましょう。意識消失（特に臥位で）に伴って心電図変化が捉えられた場合のみ「アダムス・ストークス症候群」と断定できます。

23 ■ 尿路結石

［症例］ **右側腹部痛**	
傷病者の情報	● 48 歳、男性 ● 既往歴：健康診断で軽度肥満を指摘されている ● 現在の薬物療法：なし ● アレルギー：なし
発生状況	● 発生場所：自宅 ● 発生時刻：23 時 30 分頃 ● 発生時の状況：自宅で就寝中、突然に右側腹部から背部痛を自覚した ● 痛みとともに数回嘔吐あり。血尿はみられていない
症状・症候	● 右側腹部痛
救急隊現着時所見	● 意識：清明 ● 血圧：140/88mmHg、脈拍：105 回 / 分(整)、呼吸：24 回/分 ● SpO$_2$(ルームエア)：98%、体温：36.6℃ ● 心電図モニター：洞性頻拍 ● 腹部はやわらかく、圧痛や腫瘤はみられない。右側背部の叩打痛あり

1. 病院選定・連絡のポイント

・尿管結石による強い痛みは、尿管に結石が嵌頓し、尿管や腎盂の内圧上昇や攣縮を引き起こすためです。

・血尿を伴うことがあり、顕微鏡的血尿も多いです。尿閉には至らないことが一般的です。

・嘔吐を伴う側腹部痛が特徴で、早朝に多く発生します。

・痛みの割に腹部の所見に乏しいことが特徴で、背部痛がみられることもありますが、左右に偏りがちで移動しない点で他疾患と区別できます。

2. 病院連絡の例

　「○○救急隊の救急救命士○○です。病院収容依頼の電話となります。48 歳、男性。自宅で就寝中急に右側腹部から背部にかけての痛みと嘔吐があったとのことで救急要請がありました。救急隊現着時、意識清明、呼吸 24 回、脈拍橈骨で充実 105 回、SpO$_2$ はルームエアで 98%、血圧 140/88mmHg、右側背部に叩打痛があります。血尿はないそうです。既往歴はありませんが、健康診断で軽度肥満を指摘されてい

るそうです。現在、坐位の状態です。救急隊としては尿路結石を疑って、泌尿器科のある貴病院を選定しました。この傷病者の受け入れはいかがでしょうか？」
≪受け入れ可能な場合は必要に応じて以下の情報を伝える≫
　「傷病者の名前は〇〇太郎さん、48 歳、生年月日は 19 〇〇年〇月〇日です。病院到着まで約〇〇分を予定しています。よろしくお願いいたします」。

✓SBAR による報告のポイント

S （状況）　「48 歳男性が自宅で就寝中、急に右側腹部から背部にかけての痛みと嘔吐があった」ことを報告します。

B （背景）　「既往歴はないが、健康診断で軽度肥満を指摘されている」ことを報告します。

A （評価）　「右側背部に叩打痛があり、尿路結石を疑っている」ことを報告します。

R （推奨）　「泌尿器科のある貴病院を選定した」などと推奨（提案）します。

✓MIST による報告のポイント

M （原因 / 受傷機転）　「48 歳男性が自宅で就寝中、急に右側腹部から背部にかけての痛みと嘔吐があった」ことを報告します。

I （外傷部位 / 身体所見）　「右側背部に叩打痛を認める」ことを報告します。

S （バイタルサイン）　「呼吸 24 回、脈拍 105 回、血圧 140/88mmHg」などと報告します。

T （処置）　必要に応じて処置内容を報告します。

＜ 病院連絡の例に対する医師のコメント ＞

　嘔気・嘔吐を伴う側腹部から側背部の痛みから尿路結石を疑いますが、急性期（時間外）には鎮痛薬投与のみ（翌日泌尿器科に相談）となることがほとんどです。敢えて泌尿器科のある医療機関でなくてもよいでしょう。むしろ腹痛をきちんと診ることのできる内科医のいる医療機関の方が安心です。

24 ■ 消化性潰瘍

[症例]　眼前暗黒感

傷病者の情報	●82 歳、女性 ●現病歴：骨粗鬆症、既往歴：腰椎圧迫骨折 ●現在の薬物療法：ビタミン D 製剤、鎮痛薬 ●アレルギー：なし
発生状況	●発生場所：自宅 ●発生時刻：21 時 10 分頃 ●発生時の状況：トイレに立とうとしたところ目の前が暗くなり転倒、動けなくなった ●タール便の自覚はないが、下血はわからない
症状・症候	●起立に伴う眼前暗黒感
救急隊現着時所見	●意識：清明(臥位) ●血圧：90/72mmHg、脈拍：110 回/分(整)、呼吸：20 回/分 ●SpO$_2$(ルームエア)：98％、体温：36.2℃ ●心電図モニター：洞性頻拍 ●顔面蒼白。眼瞼結膜は貧血様 ●腹部は疼痛、圧痛なし

1. 病院選定・連絡のポイント

・消炎鎮痛薬の長期使用による消化性潰瘍と、それに伴う消化管出血による貧血が原因の起立性低血圧が考えられます。

・高齢者の消化性潰瘍は痛みの自覚が乏しく、タール便も見逃されやすいです。

・起立性低血圧による脳虚血では、一過性の意識消失やめまいがみられますが、めまいの性状を詳しく聞き取ることが重要です。

・ショック徴候がある場合、メディカルコントロール医師から輸液の指示を取得しましょう。

2. 病院連絡の例

　「〇〇救急隊の救急救命士〇〇です。病院収容依頼の電話となります。82 歳、女性。自宅でトイレに立とうとしたところ目の前が暗くなり転倒し動けなくなったとのことで救急要請がありました。救急隊現着時、意識清明、呼吸 20 回、脈拍橈骨で 110 回、血圧が低く 90/72mmHg、SpO$_2$ はルームエアで 98％、顔貌蒼白で眼瞼結膜は貧血様です。下血の有無を聴取しましたが自覚はなくわからないとのことです。現病歴には骨粗鬆症、既往歴には腰椎圧迫骨折があり、鎮痛薬とビタミン D 製剤を服用

しています。現在、ベッド上で仰臥位の状態です。救急隊としては消化性潰瘍を疑って、消化器科のある貴病院を選定しました。この傷病者の受け入れはいかがでしょうか？」

≪受け入れ可能な場合は必要に応じて以下の情報を伝える≫

「傷病者の名前は〇〇花子さん、82歳、生年月日は19〇〇年〇月〇日です。かかりつけ医は〇〇クリニックです。病院到着まで約〇〇分を予定しています。よろしくお願いいたします」。

✓SBARによる報告のポイント

S （状況） 「82歳女性が自宅でトイレに立とうとしたところ目の前が暗くなり転倒した」ことを報告します。

B （背景） 「既往歴に骨粗鬆症、腰椎圧迫骨折があり、鎮痛薬とビタミンD製剤を服用している」ことを報告します。

A （評価） 「発症状況と服薬状況から消化性潰瘍を疑っている」ことを報告します。

R （推奨） 「消化器科のある貴病院を選定した」などと推奨（提案）します。

✓MISTによる報告のポイント

M （原因/受傷機転） 「82歳女性が自宅でトイレに立とうとしたところ目の前が暗くなり転倒した」ことを報告します。

I （外傷部位/身体所見） 「顔貌蒼白で眼瞼結膜は貧血様である」ことを報告します。

S （バイタルサイン） 「呼吸20回、脈拍110回、血圧90/72mmHg」などと報告します。

T （処置） 必要に応じて処置内容を報告します。

＜病院連絡の例に対する医師のコメント＞

この症例では下血・タール便を確認できていないので「消化性潰瘍を疑う」とは必ずしも言えません（と消化器内科医は言うでしょう）。血液疾患による高度貧血の可能性もありますので「原因は断定できないが、高度な貧血による一過性意識消失」として連絡するのがいいでしょう。

25 ■ インフルエンザ感染症

[症例]	**発熱を伴う呼吸困難**
傷病者の情報	● 72 歳、女性 ● 現病歴：脂質異常症、高血圧、糖尿病 ● 現在の薬物療法：高脂血症治療薬、降圧薬、血糖降下薬 ● アレルギー：なし
発生状況	● 発生場所：自宅 ● 発生時刻：19 時 15 分頃 ● 発生時の状況：前日から関節痛、発熱を伴う咳嗽・喀痰を呈していた。夕方息子が仕事から戻ると、40℃の高熱を呈して呼吸困難を訴えているとのことで救急要請 ● 同居の孫 2 人が A 型インフルエンザと診断され、学校を休んでいる
症状・症候	● 呼吸困難 ● 発熱、咳
救急隊現着時所見	● 意識：JCS I - 3 ● 血圧：102/80mmHg、脈拍：100 回/分（整）、呼吸：24 回/分 ● SpO$_2$（ルームエア）：92%、体温：39.9℃ ● 心電図モニター：洞調律 ● 顔面紅潮、身体熱感あり。湿性咳嗽を繰り返している ● 聴診で左下肺野に水泡音を聴取する

1. 病院選定・連絡のポイント

・同居する孫がインフルエンザと診断されている場合、感染リスクが高く、接触前に感染対策を講じる必要があります。

・呼吸困難があれば、肺炎や急性心不全を考慮しましょう。

・心不全が疑われる際は、頸静脈怒張やピンク色の泡沫状喀痰、両側性の水泡音がみられることがあります。

・肺炎が疑われる場合は、酸素投与時の CO$_2$ ナルコーシスリスクを減らすため、慢性呼吸器疾患の有無を確認しましょう。

2. 病院連絡の例

　「○○救急隊の救急救命士○○です。病院収容依頼の電話となります。72 歳、女性。自宅で昨日から関節痛と発熱があり、咳嗽と喀痰を呈していましたが、40℃の発熱と呼吸困難を訴えたとのことで救急要請がありました。救急隊現着時、意識 JCS

Ⅰ-3、体温 39.9℃、呼吸 24 回、脈拍橈骨で充実 100 回、SpO$_2$ はルームエアで 92％、顔面が紅潮し身体に熱感があり、聴診で左下肺野に水泡音を聴取します。そして湿性の咳嗽を繰り返しています。この方の同居のお孫さん 2 人が A 型インフルエンザと診断され学校を休んでいるとのことです。現在、ベッド上で仰臥位の状態です。救急隊としてはインフルエンザによる発熱と呼吸困難を疑って、呼吸器科のある貴病院を選定しました。この傷病者の受け入れはいかがでしょうか？」

≪受け入れ可能な場合は必要に応じて以下の情報を伝える≫

「傷病者の名前は〇〇花子さん、72 歳、生年月日は 19 〇〇年〇月〇日です。かかりつけ医は〇〇クリニックに脂質異常症、高血圧、糖尿病で通院中。病院到着まで約〇〇分を予定しています。よろしくお願いいたします」。

✓SBAR による報告のポイント

S （状況）　「72 歳女性が昨日から関節痛と発熱があり、40℃の発熱と呼吸困難を訴えた」ことを報告します。

B （背景）　「脂質異常症、高血圧、糖尿病の既往歴がある」ことを報告します。

A （評価）　「インフルエンザによる発熱と呼吸困難を疑っている」ことを報告します。

R （推奨）　「呼吸器科のある貴病院を選定した」と推奨（提案）します。

✓MIST による報告のポイント

M （原因 / 受傷機転）　「72 歳女性が昨日から関節痛と発熱があり、40℃の発熱と呼吸困難を訴えた」ことを報告します。

I （外傷部位 / 身体所見）　「顔面が紅潮し身体に熱感があり、左下肺野に水泡音を認める」ことを報告します。

S （バイタルサイン）　「呼吸 24 回、脈拍 100 回、血圧 102/80mmHg、SpO$_2$ 92％」などと報告します。

T （処置）　必要に応じて処置内容を報告します。

＜ 病院連絡の例に対する医師のコメント ＞

インフルエンザウイルス感染により引き起こされたものに間違いはないですが、「とりあえず感染を広げないように、今晩は自宅でクーリングを」と言われることもあり得ます。合併症としての「肺炎併発」のリスクをはっきり伝えましょう。病院側にも「重症である」ということがはっきり伝わる報告がよいと思います。

26 ■ 全身熱傷

[症例] 広範囲熱傷、統合失調症傷病者の焼身自殺未遂	
傷病者の情報	●35歳、女性 ●現病歴：統合失調症で近所のクリニックに通院中 ●現在の薬物療法：抗精神病薬 ●アレルギー：不明
発生状況	●発生場所：自宅 ●発生時刻：10時頃 ●発生時の状況：自宅で頭から灯油をかぶり、火を点けた
症状・症候	●受傷部の疼痛
救急隊現着時所見	●意識：JCS Ⅱ-30 ●血圧：100/70mmHg、脈拍：110回/分、呼吸：20回/分 ●SpO$_2$(ルームエア)：97%、体温：37.0℃ ●心電図モニター：洞性頻拍 ●頭部から顔面、頸部、胸・腹部(同背部)にかけてⅡ～Ⅲ度の熱傷を認める

1. 病院選定・連絡のポイント

・総務省消防庁の「緊急度判定プロトコル Ver.3」では、体表面積5～25%の熱傷は二次救急指定病院で対応可能とされていますが、広範囲と判断される場合は救命救急センターへの搬送を選択しましょう。

・熱傷ガイドラインによると、広範囲熱傷(TBSA 30%以上)には早期手術と同種皮膚移植が推奨されます。

・担当科は皮膚科、形成外科、集中治療科です。精神科の関与は急性期は主にコンサルトレベルで行われます。

2. 病院連絡の例

　「○○救急隊の救急救命士○○です。病院収容依頼の電話となります。35歳、女性。自宅で頭から灯油をかぶり火を点け熱傷を負ったとのことで救急要請がありました。救急隊現着時、頭部から顔面、頸部、胸・腹部(同背部)にかけてⅡ～Ⅲ度の熱傷を認めます。意識 JCS Ⅱ-30、呼吸20回、脈拍橈骨で充実110回、SpO$_2$はルームエアで97%、血圧100/70mmHg、体温37.0℃です。この方、統合失調症で○○クリニックに通院中で、抗精神病薬を処方されています。現在、仰臥位の状態です。広範囲熱傷と精神科治療が対応可能な貴病院を選定しました。この傷病者の受け入

れはいかがでしょうか？」

≪受け入れ可能な場合は必要に応じて以下の情報を伝える≫

　「傷病者の名前は〇〇花子さん、35 歳、生年月日は 19 〇〇年〇月〇日です。かかりつけ医は〇〇クリニックに統合失調症で通院中。病院到着まで約〇〇分を予定しています。よろしくお願いいたします」。

✔SBAR による報告のポイント

S （状況）　「35 歳女性が自宅で頭から灯油をかぶり火を点けた」ことを報告します。

B （背景）　「統合失調症でクリニックに通院中で抗精神病薬を服用している」ことを報告します。

A （評価）　「広範囲熱傷と精神科治療が必要と判断した」ことを報告します。

R （推奨）　「広範囲熱傷と精神科対応可能な貴病院を選定した」などと推奨（提案）します。

✔MIST による報告のポイント

M （原因 / 受傷機転）　「35 歳女性が自宅で頭から灯油をかぶり火を点けた」ことを報告します。

I （外傷部位 / 身体所見）　「頭部から顔面、頸部、胸・腹部（同背部）にかけてⅡ～Ⅲ度の熱傷を認める」ことを報告します。

S （バイタルサイン）　「呼吸 20 回、脈拍 110 回、血圧 100/70mmHg、SpO$_2$ 97%」などと報告します。

T （処置）　必要に応じて処置内容を報告します。

＜ 病院連絡の例に対する医師のコメント ＞

　現場での正確な熱傷面積・深度の把握は困難を伴いますが、可能な限り正確を期して、広範囲と判断されれば救命救急センターへの搬送を選択するべきです。精神科を有している病院が望ましいと思われますが、急性期において、精神科はコンサルト程度のことが多く、精神科常勤医や入院ベッドは必ずしも必須ではありません。

27 ■ 出血性ショック（骨盤骨折の疑い）

［症例］ 屋根からの墜落、出血性ショック

傷病者の情報	●70 歳、男性 ●現病歴：高血圧 ●現在の薬物療法：降圧薬 ●アレルギー：なし
発生状況	●発生場所：自宅 2 階の屋根上から墜落 ●発生時刻：15 時 ●発生時の状況：台風で向きが変わったテレビアンテナを直そうとして屋根に上り、足を踏み外して庭の地面に墜落した
症状・症候	●右腰の疼痛 ●疼痛のため、右下肢を動かすことができない。明らかな下肢長差はなく、右下肢の感覚異常や腫脹はない。右足背動脈の触知は良好
救急隊現着時所見	●意識：JCS Ⅰ-1 ●血圧：100/75mmHg、脈拍：120 回/分、呼吸：20 回/分 ●SpO$_2$（ルームエア）：97％、体温：36.4℃ ●心電図モニター：洞性頻拍 ●右肩に打撲痕、右腸骨部から仙骨部にかけて広範な皮下出血を伴う打撲痕

1. 病院選定・連絡のポイント

・放射線科（血管内治療）および整形外科（外固定）に連絡しましょう。

・受傷状況から不安定型骨盤骨折による出血性ショックが考えられます。他臓器からの出血も含め、迅速な画像検査を行いましょう。

・シーツラッピングや専用固定器具（サムスリングⅡなど）を使用し、確実な止血が行われるまでは解除を控えましょう。

2. 病院連絡の例

　「〇〇救急隊の救急救命士〇〇です。病院収容依頼の電話となります。70 歳、男性。自宅の 2 階の屋根から地上に墜落したとのことで救急要請がありました。救急隊現着時、意識清明 JCS Ⅰ-1、呼吸 20 回、脈拍橈骨で 120 回、血圧 100/75mmHg、SpO$_2$ はルームエアで 97％、疼痛のため、右下肢を自分で動かすことができません。明らかな下肢長差はなく、右下肢の感覚異常や腫脹もありません。右足背動脈の触知も良好です。右肩に打撲痕、右腸骨部から仙骨部にかけて広範な皮下出血を伴う

打撲痕を認めます。骨盤固定を含んだ全身固定処置を行っています。救急隊として
は骨盤骨折による出血性ショックを疑って、重症外傷の対応が可能な貴病院を選定
しました。この傷病者の受け入れはいかがでしょうか？」
≪受け入れ可能な場合は必要に応じて以下の情報を伝える≫
　「傷病者の名前は○○太郎さん、70歳、生年月日は19○○年○月○日です。かか
りつけ医は○○クリニックに高血圧で通院中。病院到着まで約○○分を予定してい
ます。よろしくお願いいたします」。

✓SBARによる報告のポイント
S（状況）　「70歳男性が自宅2階の屋根から地上に墜落した」ことを報告します。
B（背景）　「自宅2階屋根から地上に墜落した」ことは報告しますが、なぜ墜落した
　　　　　　かは不明です。
A（評価）　「外傷の状態から骨盤骨折による出血性ショックを疑っている」ことを報
　　　　　　告します。
R（推奨）　「重症外傷対応が可能な貴病院を選定した」などと推奨（提案）します。

✓MISTによる報告のポイント
M（原因/受傷機転）　「70歳男性が自宅2階の屋根から地上に墜落した」ことを報
　　　　　　告します。
I（外傷部位/身体所見）　「右腸骨部から仙骨部にかけて広範な皮下出血を認める」
　　　　　　ことを報告します。
S（バイタルサイン）　「呼吸20回、脈拍120回、血圧100/75mmHg、SpO$_2$
　　　　　　97％」などと報告します。
T（処置）　「全身固定処置中である」ことを報告します。

＜病院連絡の例に対する医師のコメント＞
　受傷状況から骨盤輪の破綻を伴う不安定型骨折が疑われ、後腹膜腔への出血による出
血性ショックが考えられます。損傷血管の止血操作としては、経カテーテル動脈塞栓術
（TAE）などが行われますが、これを常時施行できる病院は限られます。対応可能な病
院を日頃から把握したうえで迅速に選択する必要があります。

28 ■ クラッシュ症候群

［症例］ **下半身の長時間挟圧**	
傷病者の情報	• 50 歳、男性 • 既往歴：なし • 現在の薬物療法：なし • アレルギー：なし
発生状況	• 発生場所：国道脇の斜面下 • 発生時刻：10 時頃 • 発生時の状況：木材を満載した大型トラックを運転中に下り坂でカーブを曲がり切れず、道路脇の斜面下に転落した。トラックは仰向けに転倒しており、運転席が押しつぶされて運転手の下半身が挟まれている
症状・症候	• 両下肢のしびれ • 他部位には外傷を認めない
救急隊現着時所見	• 意識：意識清明 • 血圧：140/80mmHg、脈拍：80 回/分、呼吸：16 回/分 • SpO_2（ルームエア）：97％、体温 36.0℃ • 心電図モニター：洞性頻拍 • 両大腿がシートとダッシュボードとの間に挟まれており、救出は難航している

1. 病院選定・連絡のポイント

・救命救急センターなどの三次医療機関への搬送を考慮しましょう。

・担当科は集中治療科（麻酔科、救急科）で、血液浄化療法（CHDF）が可能か確認します。

・クラッシュ症候群は局所治療だけでなく、人工呼吸、透析、感染対策、播種性血管内凝固症候群（DIC）治療などの集中治療が必要です。40％の症例で透析療法が必要であるとの報告がありますが、重症の場合は CHDF が第一選択です。

・大規模災害時でのクラッシュ症候群では広域医療搬送が適応となり、高度医療の提供が必要です。

2. 病院連絡の例

「○○救急隊の救急救命士○○です。交通外傷ロード＆ゴー適応傷病者の病院収容依頼の電話となります。50 歳、男性。大型トラックを運転中にカーブを曲がり切れず道路脇の斜面下に転落しケガをしたとのことで救急要請がありました。救急隊現着時、意識清明、呼吸 16 回、脈拍橈骨で 80 回、血圧 140/80mmHg、SpO_2 はルー

ムエアで 97％です。現在、まだ運転席に下半身が挟まれている状態で救出が難航しています。両下肢のしびれがあるとのことです。救急隊としてはクラッシュ症候群を疑って、救命救急センターである貴病院を選定しました。この傷病者の受け入れはいかがでしょうか？」

≪受け入れ可能な場合は必要に応じて以下の情報を伝える≫

「傷病者の名前は○○太郎さん、50 歳、生年月日は 19 ○○年○月○日です。病院到着まで約○○分を予定しています。よろしくお願いいたします」。

✓SBAR による報告のポイント

S（状況）「50 歳男性が大型トラック運転中に斜面に転落し下半身が挟まれている」ことを報告します。

B（背景）「大型トラックを運転中にカーブを曲がり切れず道路脇の斜面下に転落した」ことを報告しますが、その背景は不明です。

A（評価）「車両に挟まれている状態からクラッシュ症候群を疑っている」ことを報告します。

R（推奨）「クラッシュ症候群を疑って貴救命救急センターを選定した」と推奨（提案）します。

✓MIST による報告のポイント

M（原因 / 受傷機転）「50 歳男性が大型トラック運転中に斜面に転落し下半身が挟まれている」ことを報告します。

I（外傷部位 / 身体所見）「両下肢が挟まれ、しびれを訴えている」ことを報告します。

S（バイタルサイン）「呼吸 16 回、脈拍 80 回、血圧 140/80mmHg、SpO$_2$ 97％」などを報告します。

T（処置）必要に応じて処置内容を報告します。

＜病院連絡の例に対する医師のコメント＞

クラッシュ症候群では初期評価で大きな異常は認めず、意識も清明なため、軽症と判断される可能性があります。しかし、挟まれていた部分の局所的治療に加えて、人工呼吸、透析、感染対策、DIC 治療などの集中治療が必要となる可能性が高いため、それらの可能な高度医療機関を選択する必要があります。

29 ■ 一酸化炭素中毒

［症例］　火災による意識混濁

傷病者の情報	・80 歳、男性 ・現病歴：高血圧、脂質異常症 ・現在の薬物療法：降圧薬、高脂血症治療薬 ・アレルギー：なし
発生状況	・発生場所：自宅 ・発生時刻：23 時頃 ・発生時の状況：1 階奥から炎が上がっているのを、隣人が発見し、119 番通報した。傷病者は屋外へ逃げ出している
症状・症候	・意識混濁。顔面、頭部の熱傷 ・頻呼吸だが、喘鳴は認めない
救急隊現着時所見	・意識：JCS Ⅱ-30 ・血圧：130/90mmHg、脈拍：100 回/分、呼吸：24 回/分 ・SpO$_2$（ルームエア）：99%、体温：36.5℃ ・心電図モニター：洞性頻拍 ・体幹、四肢に熱傷はみられない。髪の毛が焼け焦げ、顔面、鼻孔にススが付着している

1. 病院選定・連絡のポイント

・高気圧酸素治療装置がある二次または三次医療機関を選択しましょう。

・担当科は集中治療科（麻酔科、救急科）で、高気圧酸素治療の可否を確認します。

・一酸化炭素濃度測定が可能な携帯機器（Masimo Rad-57 など）を現場で活用できれば有効です。

・重症例では、カルボキシヘモグロビン（COHb）の半減期を短縮するため早期治療が必要です。多人数用高気圧酸素治療装置（第 2 種装置）が適していますが、地域差があるので事前確認が重要です。

・皮膚の紅潮は通常、救命対象の傷病者にはみられません。

2. 病院連絡の例

　「○○救急隊の救急救命士○○です。病院収容依頼の電話となります。住宅火災により 80 歳の男性が顔面に熱傷を負ったものです。救急隊現着時、意識 JCS Ⅱ-30、呼吸 24 回で喘鳴はなし、脈拍橈骨で充実 100 回、血圧 130/90mmHg、SpO$_2$ はルームエアで 99%、顔面と頭部に熱傷を認めます。髪の毛が焼け焦げ、顔面、鼻孔にススが付着していますので、気道熱傷があるかもしれません。体幹、四肢に熱傷

は認めません。現病歴には高血圧と脂質異常症があります。現在、仰臥位の状態です。救急隊としては一酸化炭素中毒を疑って、高気圧酸素療法が可能な貴病院を選定しました。この傷病者の受け入れはいかがでしょうか？」

≪受け入れ可能な場合は必要に応じて以下の情報を伝える≫

「傷病者の名前は〇〇太郎さん、80歳、生年月日は19〇〇年〇月〇日です。かかりつけ医は〇〇クリニックに高血圧で通院中。病院到着まで約〇〇分を予定しています。よろしくお願いいたします」。

✓SBAR による報告のポイント

S（状況）「住宅火災により80歳男性が顔面に熱傷を負った」ことを報告します。

B（背景）「住宅火災で顔面に熱傷を負った」ことは報告しますが、火災に至った経緯は不明です。

A（評価）「顔面に熱傷を負ったことから、気道熱傷を疑っている」ことを報告します。

R（推奨）「高気圧酸素療法が可能な貴病院を選定した」などと推奨（提案）します。

✓MIST による報告のポイント

M（原因 / 受傷機転）「住宅火災により80歳男性が顔面に熱傷を負った」ことを報告します。

I（外傷部位 / 身体所見）「顔面と頭部に熱傷、髪の毛が焼け焦げ、鼻孔にススが付着している」ことを報告します。

S（バイタルサイン）「呼吸24回、脈拍100回、血圧130/90mmHg、SpO$_2$ 99%」などと報告します。

T（処置）必要に応じて処置内容を報告します。

＜病院連絡の例に対する医師のコメント＞

高気圧酸素療法（治療）によってCOHbの半減期は大幅に短縮されるため、意識障害を伴うような重症例では早期からの開始が望まれます。重症の場合は第2種装置を用いて治療することが望ましいのですが、備えている施設には地域による偏りがあるためあらかじめ確認しておく必要があります。

30 ■ 風邪薬大量服薬

[症例] **意識混濁**	
傷病者の情報	● 20 歳、女性 ● 既往歴：不明 ● 現在の薬物療法：不明 ● アレルギー：不明
発生状況	● 発生場所：友人の部屋 ● 発生時刻：23 時頃 ● 発生時の状況：18 時頃、友人の部屋で風邪薬、咳止め薬などを大量服薬した。具体的には咳止め錠 A を 1 箱 36 錠（ジヒドロコデイン、メチルエフェドリン含有）、咳止め錠 B を 1 箱 32 錠（ブロムワレリル尿素含有）、咳止め錠 C を 1 箱 20 錠（デキストロメトルファン含有）
症状・症候	● 意識混濁 ● 気持ちよくなりたいと言って、持参した市販薬を大量に摂取した。その後、いびきをかいて寝ており、呼びかけても返事をしないし、目も開けない
救急隊現着時所見	● 意識：JCS Ⅲ-100 ● 血圧：100/70mmHg、脈拍：56 回/分、呼吸：12 回/分 ● SpO$_2$（ルームエア）：99%、体温：36.0℃ ● 心電図モニター：洞調律

1. 病院選定・連絡のポイント

・救命救急センターレベルを推奨します。

・担当科は集中治療科（麻酔科、救急科）にしましょう。

・厚生労働省が指定する濫用リスクのある薬物には、エフェドリンやコデイン、ブロムワレリル尿素が含まれます。対策は講じられていますが、現状効果は限定的です。

・拮抗薬がないため、治療は対症療法中心です。呼吸抑制に注意しつつ、換気の補助が必要な場合は対応しましょう。

・アセトアミノフェン大量服薬の場合、N-アセチルシステイン（去痰薬）投与のための血中濃度測定が有用です。測定可能な施設を事前に確認しておきましょう。

2. 病院連絡の例

　「○○救急隊の救急救命士○○です。病院収容依頼の電話となります。20 歳、女性。友人宅で市販の風邪薬や咳止め薬などを大量に服用し呼びかけに反応しなくなっ

たとのことで救急要請がありました。救急隊現着時、意識 JCS Ⅲ-100、呼吸 12 回、脈拍 56 回、血圧 100/70mmHg、SpO₂ はルームエアで 99％です。大量服用したのは 18 時頃のようです。現在 23 時ですので 5 時間ほど経っています。傷病者本人が気持ちよくなりたいと言って、持参した市販薬を大量に摂取したそうです。その後、いびきをかいて寝ており、呼びかけても返事をしないし、目も開けないため救急要請に至ったようです。服用した市販薬は、空き箱などから推測すると、咳止め錠 A を 1 箱 36 錠、B を 1 箱 32 錠、C を 1 箱 20 錠を服用したようです。救急隊としては急性薬物中毒を疑って、全身管理が可能な貴病院を選定しました。この傷病者の受け入れはいかがでしょうか？」

≪受け入れ可能な場合は必要に応じて以下の情報を伝える≫

「傷病者の名前は〇〇花子さん、20 歳、生年月日は 20 〇〇年〇月〇日です。病院到着まで約〇〇分を予定しています。よろしくお願いいたします」。

✓SBAR による報告のポイント

- S （状況）　「20 歳女性が友人宅で市販の風邪薬や咳止め薬などを大量に服用し意識がない」ことを報告します。
- B （背景）　「18 時頃に市販薬を大量に服用し、5 時間経過している」ことを報告します。
- A （評価）　「市販薬を大量に服用したことから急性薬物中毒を疑っている」ことを報告します。
- R （推奨）　「全身管理が可能な貴病院を選定した」などと推奨（提案）します。

✓MIST による報告のポイント

- M （原因 / 受傷機転）　「20 歳女性が友人宅で市販の風邪薬や咳止め薬などを大量に服用し意識がない」ことを報告します。
- I （外傷部位 / 身体所見）　外傷や身体所見は特にないことを報告します。
- S （バイタルサイン）　「呼吸 12 回、脈拍 56 回、SpO₂ 99％」などと報告します。
- T （処置）　必要に応じて処置内容を報告します。

＜病院連絡の例に対する医師のコメント＞

服用した薬の同定が望まれます。空き箱や PTP（薬包）、お薬手帳などを持参しましょう。多くの場合、拮抗薬はなく、治療は対症療法が主体となります。大量服薬の場合には集中治療が必要となることが多くなります。呼吸抑制に注意し、必要であれば換気の補助を行いながら搬送する必要があります。

31 ■ 腹部打撲

［症例］ 軽トラックを運転中に橋の欄干に衝突

傷病者の情報	● 70 歳、男性 ● 既往歴：高血圧、脂質異常症 ● 現在の薬物療法：降圧薬、高脂血症治療薬 ● アレルギー：なし
発生状況	● 発生場所：自宅近くの橋のたもと ● 発生時刻：6 時頃 ● 発生時の状況：農機具を載せた軽トラックを運転して、所有する農地に向かっていた。坂道を下り、橋の手前にさしかかったところ、スピードオーバーでカーブを曲がりきれず橋の欄干に衝突した。軽トラックの運転席側前部は大きく損傷している
症状・症候	● 歩行可能。身体のどこにも自発痛はない ● シートベルト痕のある部位の胸・腹壁に軽度圧痛を訴えるのみ
救急隊現着時所見	● 意識：意識清明 ● 血圧：130/80mmHg、脈拍：85 回/分、呼吸：16 回/分 ● SpO$_2$（ルームエア）：98%、体温：36.5℃ ● 心電図モニター：洞調律 ● 臍の高さよりやや頭側に水平なシートベルト痕を認め、右鎖骨から左側腹部にかけてもシートベルト痕を認める

1. 病院選定・連絡のポイント

・緊急開腹術が可能な二次・三次医療機関を選びましょう。

・担当科は救急科、腹部外科、放射線科（血管内治療）です。

・腹腔内出血では腹痛を訴えないことがあります。血液は無菌であるため、腹膜刺激徴候がみられないことも多いです。そのため軽症と判断されることが多く、搬送後に帰宅し、翌朝死亡する例も報告されています。腹部の訴えがなくても受傷機転から出血を疑い、精査可能な病院に搬送しましょう。

2. 病院連絡の例

　「○○救急隊の救急救命士○○です。交通外傷ロード＆ゴー適応傷病者の収容依頼の電話となります。70 歳、男性。午前6時頃、軽トラックで坂道を走行中、橋の欄干に衝突し受傷し救急要請がありました。救急隊現着時、意識清明、歩行可能、呼吸16回、脈拍橈骨で充実85回、不整はありません。傷病者は運転手であり、全身

観察で右鎖骨部から左側腹部、心窩部に水平なシートベルト痕を認めました。主訴はありませんが、シートベルト痕のある胸腹部に軽度の圧痛があります。SpO_2 はルームエアで98%、呼吸困難はなく呼吸音聴診も良好です。バイタルサインは血圧130/80mmHg、体温36.5℃、心電図モニターは洞調律です。ハイリスク受傷機転であり、救急隊としては腹部外傷を疑って、腹部外科のある貴病院を選定しました。この傷病者の受け入れはいかがでしょうか？」

≪受け入れ可能な場合は必要に応じて以下の情報を伝える≫

「傷病者の名前は○○太郎さん、70歳、生年月日は19○○年○月○日です。病院到着まで約○○分を予定しています。よろしくお願いいたします」。

✓SBAR による報告のポイント

S（状況）「70歳男性が軽トラックで橋の欄干に衝突し受傷した」ことを報告します。

B（背景）「軽トラックで坂道を走行中、スピードオーバーでカーブを曲がり切れず橋の欄干に衝突した」ことを報告します。

A（評価）「ハイリスク受傷機転であり、腹部外傷を疑っている」ことを報告します。

R（推奨）「腹部外科のある貴病院を選定した」などと推奨（提案）します。

✓MIST による報告のポイント

M（原因／受傷機転）「70歳男性が軽トラックで橋の欄干に衝突し受傷した」ことを報告します。

I（外傷部位／身体所見）「シートベルト痕を認め、胸腹部に圧痛がある」ことを報告します。

S（バイタルサイン）「呼吸16回、脈拍85回、血圧130/80、SpO_2 98%」などと報告します。

T（処置）必要に応じて処置内容を報告します。

＜病院連絡の例に対する医師のコメント＞

腹腔内出血では腹痛を訴えず、腹膜刺激徴候のような所見を認めないことがあります。初期評価でも異常がないため、軽症と判断される恐れがあります。腹部に関する訴えがなくても、受傷機転などから腹腔内出血の可能性があると判断される場合には、最低限、腹腔内損傷を精査できる医療機関に搬送するべきです。

32 ■ 緊張性気胸

[症例] 胸部打撲、呼吸困難	
傷病者の情報	● 25 歳、男性 ● 既往歴：なし ● 現在の薬物療法：なし ● アレルギー：なし
発生状況	● 発生場所：郊外の国道 ● 発生時刻：8 時頃 ● 発生時の状況：バイクで通勤中、雨で濡れていたアスファルト道路でスリップして転倒。右胸部を打撲した
症状・症候	● 呼吸困難。右胸部（打撲部）の疼痛 ● 右胸壁は呼吸による変動を認めず、次第に膨隆してきている。右呼吸音は聴取されない。左胸壁は呼吸に合わせて小さく上下している。右胸壁の打診で鼓音を認める。橈骨動脈は触知可能だが、脈は速く、弱い。皮膚には冷感、湿潤を認める
救急隊現着時所見	● 意識：JCS Ⅰ-1 ● 血圧 95/70mmHg、脈拍：120 回/分、呼吸：32 回/分 ● SpO$_2$（ルームエア）：92%、体温：35.9℃ ● 心電図モニター：洞性頻拍 ● 右前胸部に打撲痕。両側外頸静脈の怒張あり

1. 病院選定・連絡のポイント

・胸腔穿刺の可能な近隣の病院を選定しましょう。

・担当科は救急科、外科、呼吸器科など、緊急に胸腔の脱気が可能な診療科を選びましょう。

・緊張性気胸は非常に緊急度が高く、早急に脱気しないと心肺停止を引き起こす可能性があります。典型的な症状が揃わない場合でも、受傷機転から緊張性気胸を疑いましょう。救急救命士には胸腔穿刺は許可されていないため、医師を現場に呼ぶか、速やかに医療機関に搬送しましょう。ドクターカーやヘリの要請も検討しましょう。

2. 病院連絡の例

　「〇〇救急隊の救急救命士〇〇です。交通外傷ロード＆ゴー適応傷病者の収容依頼の電話となります。25 歳、男性。バイクで通勤中に雨でスリップして右側に転倒し胸部を受傷したものです。救急隊現着時、意識は JCS Ⅰ-1、呼吸 32 回、脈拍橈骨で弱く 120 回、皮膚に冷感、湿潤を認めショック状態です。活動性の外出血はあり

ませんが、右胸部に打撲痕があり、右胸壁は呼吸時に動きを認めず、打診で鼓音を認めます。右呼吸音は聴取されません。両側外頸静脈の怒張があります。SpO_2はルームエアで92%、血圧は95/70mmHg、心電図は洞性頻拍です。現在、全身固定を行った状態でリザーバ付きフェイスマスク6L酸素投与中、SpO_2は98%です。 救急隊としては緊張性気胸を疑って、胸腔穿刺が可能である貴病院を選定しました。この傷病者の受け入れはいかがでしょうか？」

≪受け入れ可能な場合は必要に応じて以下の情報を伝える≫

「傷病者の名前は〇〇太郎さん、25歳、生年月日は19〇〇年〇月〇日です。病院到着まで約〇〇分を予定しています。よろしくお願いいたします」。

✓SBARによる報告のポイント

S （状況）「25歳男性がバイク単独事故により受傷した」ことを報告します。

B （背景）「バイクで通勤中に雨でスリップして右側に転倒し胸部を受傷した」ことは報告しますが、事故に至った経緯は不明です。

A （評価）「右胸部に打撲痕あり、右胸壁は呼吸時に動きを認めず、打診で鼓音を認め緊張性気胸を疑っている」ことを報告します。

R （推奨）「胸腔穿刺が可能である貴病院を選定した」などと推奨（提案）します。

✓MISTによる報告のポイント

M （原因/受傷機転）「25歳男性がバイク単独事故により受傷した」ことを報告します。

I （外傷部位/身体所見）「右胸部に打撲痕あり、右胸郭挙上なく、打診で鼓音、両側外頸静脈の怒張を認める」ことを報告します。

S （バイタルサイン）「呼吸32回、脈拍120回、血圧95/70、SpO_2 92%」などとバイタルサインを報告します。

T （処置）「リザーバ付きフェイスマスク6L酸素投与中」であることを報告します。

＜病院連絡の例に対する医師のコメント＞

緊張性気胸は非常に緊急度の高い病態です。一刻も早く脱気しないと心肺停止（CPA）に陥ります。受傷直後で典型的な症状が揃わない場合でも、受傷機転から緊張性気胸を疑って対応しましょう。現場に医師を呼ぶか、対応可能な近隣の医療機関に即刻搬送する必要があります。ドクターカーやドクターヘリを覚知要請するべきです。

33 ■ 多発外傷

［症例］ 運転する車に他車が衝突

傷病者の情報	●35 歳、女性 ●既往歴：なし ●現在の薬物療法：なし ●アレルギー：なし
発生状況	●発生場所：信号機のない十字路で、普通乗用車同士が出会い頭に衝突 ●発生時刻：7 時 30 分頃 ●発生時の状況：通勤のため普通乗用車を運転し、信号機のない交差点に差しかかった。一時停止の標識はこちら側にあったが、うっかりして停止せずに進行したところ、右側から来た普通乗用車の前部が運転席側ドア付近に衝突した。シートベルトは着用していた。サイドエアーバッグは展開したが、ドアは内側に大きく陥凹している
症状・症候	●右側胸部・側腹部の疼痛 ●右側胸部に打撲痕および圧痛を認める。右側の呼吸音は左側に比して減弱している。右側腹部にも打撲痕があり、同部と右季肋部に圧痛を認める
救急隊現着時所見	●意識：JCS Ⅱ-10 ●血圧：93/70mmHg、脈拍：110 回/分、呼吸：24 回/分 ●SpO$_2$（ルームエア）：96%、体温：35.8℃ ●心電図モニター：洞性頻拍 ●皮膚の冷感・湿潤あり。右側胸部・右側腹部に打撲痕あり

1. 病院選定・連絡のポイント

・必要な対応レベルは救命救急センターレベルです。

・担当科は腹部外科、呼吸器外科、泌尿器科、放射線科（血管内治療）です。

・自動車の側面衝突は前方衝突に比べて衝撃吸収が不十分なため、右体幹部に多発外傷が疑われます。血気胸や肝損傷、腎損傷など、広範囲にわたる治療が必要になる可能性が高いので、救命救急センターでの対応が適切です。

・多領域の障害の可能性を的確に伝えることが重要です。

2. 病院連絡の例

　「○○救急隊の救急救命士○○です。交通事故によるロード＆ゴー適応傷病者の病院収容依頼の電話となります。傷病者は普通乗用車運転中の 35 歳、女性。交差点内

で右側から来た普通乗用車が運転席ドア部分に衝突し受傷したものです。救急隊現着時、意識は JCS Ⅱ-10、呼吸 24 回、脈拍橈骨充実 110 回、皮膚の冷感と湿潤がありショック状態です。活動性の外出血はありませんが、右の側胸部から側腹部にかけての打撲痕と圧痛、右呼吸音の減弱を認めます。血圧 93/70mmHg、心電図は洞性頻拍です。現在、全身固定を行った状態でリザーバ付きフェイスマスク 6L 酸素投与中です。救急隊としては胸腹部外傷を疑って、貴病院を選定しました。この傷病者の受け入れはいかがでしょうか？」

≪受け入れ可能な場合は必要に応じて以下の情報を伝える≫

「傷病者の名前は○○花子さん、35 歳、生年月日は 19 ○○年○月○日です。病院到着まで約○○分を予定しています。よろしくお願いいたします」。

✔SBAR による報告のポイント

S （状況） 「普通乗用車を運転中の 35 歳女性が、交差点内で右側から来た普通乗用車が運転席ドア部分に衝突し受傷した」ことを報告します。

B （背景） 「普通乗用車運転中の女性が信号機のない交差点で一旦停止せずに進行した際、右側面から走行してきた普通乗用車と衝突した」ことを報告します。

A （評価） 「右側胸部と側腹部に打撲痕と圧痛、右呼吸音の減弱を認める」ことを報告します。

R （推奨） 「胸腹部外傷を疑い貴病院を選定した」などと推奨（提案）します。

✔MIST による報告のポイント

M （原因 / 受傷機転） 「普通乗用車を運転中の 35 歳女性が、交差点内で右側から来た普通乗用車が運転席ドア部分に衝突し受傷した」ことを報告します。

I （外傷部位 / 身体所見） 「右側胸部、側腹部に打撲痕と圧痛、右呼吸音の減弱を認める」ことを報告します。

S （バイタルサイン） 「呼吸 24 回、脈拍 110 回、血圧 93/70mmHg」などと報告します。

T （処置） 「全身固定を行った状態でリザーバ付きフェイスマスク 6L 酸素投与中」であることを報告します。

＜ 病院連絡の例に対する医師のコメント ＞

右側から来た普通乗用車の前部が運転席側ドア付近に衝突したという受傷機転をうまく伝えることがポイントです。そのうえで、右側胸部および右側腹部の症状や徴候を簡潔かつ明瞭に伝えることが望まれます。多岐にわたる治療が必要となりうるため、外傷に対する高度な治療が可能な施設を選定します。

34 ■ くも膜下出血

	[症例] **運転手が意識消失し路肩のブロックに乗り上げた**
傷病者の情報	●50歳、女性 ●既往歴：高血圧 ●現在の薬物療法：降圧薬 ●アレルギー：なし ●喫煙：40歳まで20本/日 ●その他：母親が40歳代で頭痛を訴えた直後に突然死している（現場に駆け付けた夫からの聴取）
発生状況	●発生場所：自宅近くの路上 ●発生時刻：7時30分 ●発生時の状況：いつものように朝食を済ませたあとに軽自動車で出かけた。目撃していた後続車のドライバーによると、車はさほどスピードは出ておらず、しばらく蛇行した後、路肩のブロックに左前輪が乗り上げる形で停車した。目撃者が声をかけたが、運転手はハンドルにもたれかかる形で動かず、呼びかけに反応はなかった
症状・症候	●意識消失 ●外傷はまったくみられず、車にも損傷はない。路面にブレーキ痕はない
救急隊現着時所見	●意識：JCS Ⅲ-200 ●血圧180/110mmHg、脈拍：40回/分、呼吸：8回/分 ●SpO$_2$（ルームエア）：92%、体温：36.8℃ ●心電図モニター：洞性徐拍

1. 病院選定・連絡のポイント

・意識障害の原因が内因性疾患である可能性を疑いましょう。

・対応科として脳神経外科、脳神経内科、循環器科が考えられます。

・内因性疾患が原因で事故に至る場合、外傷の程度と全身状態が合わないことがあり、その可能性を考慮することが重要です。

・中枢神経系の異常に限らず、突発的な循環器系の異常も考慮しましょう。

・目撃者の情報や事故前の状況把握が対応科の選定に役立ちます。既往歴や受傷機転の把握を大切にしましょう。

2. 病院連絡の例

「○○救急隊の救急救命士○○です。意識障害の 50 歳、女性の収容依頼の電話となります。発生機序が複雑なためその説明が少し長くなります。軽自動車で走行中に路肩のブロックに乗り上げ停車。目撃者が声をかけましたが反応がなく救急要請がありました。目撃者によるとスピードは低速で、ほかの車と衝突はしていないとのことです。車の破損やブレーキ痕はありません。救急隊現着時、傷病者はハンドルにもたれかかる状態であり意識は JCS III-200、用手気道確保を行い呼吸 8 回、脈拍は橈骨で強く 40 回、不整はありません。血圧は 180/110mmHg、SpO_2 はルームエアで 92％、心電図は洞性徐拍、体温は 36.8℃です。現在、半坐位の状態で用手気道確保を行っています。救急隊としては脳出血を疑って、脳外科対応が可能である貴病院を選定しました。この傷病者の受け入れはいかがでしょうか？」
≪受け入れ可能な場合は必要に応じて以下の情報を伝える≫
　「傷病者の名前は○○花子さん、50 歳、生年月日は 19 ○○年○月○日です。病院到着まで約○○分を予定しています。よろしくお願いいたします」。

✓SBAR による報告のポイント

S （状況）　「軽自動車で走行中に意識障害を伴った」ことを報告します。

B （背景）　「目撃者によるとスピードは低速で、ほかの車と衝突はしていない」ことを報告します。

A （評価）　「発症状況と傷病者の状態から脳出血を疑っている」ことを報告します。

R （推奨）　「脳外科対応が可能である貴病院を選定した」などと推奨（提案）します。

✓MIST による報告のポイント

M （原因 / 受傷機転）　「軽自動車で走行中に意識障害を伴った」ことを報告します。

I （外傷部位 / 身体所見）　「外傷を認めない」ことを報告します。

S （バイタルサイン）　「呼吸 8 回、脈拍 40 回、血圧 180/110mmHg」などと報告します。

T （処置）　「用手気道確保を行っている」ことを報告します。

＜病院連絡の例に対する医師のコメント＞

　まず、事故によって受けると思われる外傷の程度と全身状態とが釣り合わないことから、内因性疾患を疑うことが大切です。目撃者からの情報やタイヤ痕の様子など、事故に至るまでの情報をどれだけ把握できるかで対応科も変わってきます。既往歴、現病歴とともに受傷機転の把握に重点を置くべきです。

35 ■ 頸髄損傷

[症例]	**体幹部の麻痺・バイク運転中に停車していたトラックに追突**
傷病者の情報	●40 歳、男性 ●既往歴：なし ●現在の薬物療法：なし ●アレルギー：なし
発生状況	●発生場所：片側 1 車線の道路上 ●発生時刻：22 時頃 ●発生時の状況：バイクで走行中、路上に無灯火で停車していた大型トラックに気づかず、トラック後部の荷台に追突した。衝突直前にブレーキをかけたが間に合わなかったとのこと。着用していたヘルメットの前部に大きな陥凹がある
症状・症候	●後頸部と両腕の疼痛 ●両肘は弱々しく曲げるが、伸ばせない。下肢は動かせない。胸から下は何も感じない。手を触ると「痛いから触るな」と怒る
救急隊現着時所見	●意識：JCS Ⅱ-10（GCS：E3V4M6） ●血圧 90/70mmHg、脈拍：50 回/分、呼吸：12 回/分（腹式呼吸） ●SpO$_2$（ルームエア）：94%、体温：35.9℃ ●心電図モニター：洞性徐脈 ●ズボンの裾が破れている

1. 病院選定・連絡のポイント

・バイタルサインから頸髄損傷の疑いがあります。

・病院選定は整形外科、脳神経外科、麻酔科のある救命救急センターがよいでしょう。

・頸椎損傷による頸髄損傷では、脊椎の整復や脊髄の除圧、安定化を目的とした早期手術が必要になる場合があります。脊髄の圧迫が疑われたら、脊椎固定手術が適応です。

・ステロイド大量投与による保存療法は賛否があり、早期手術が可能な医療機関へ搬送しましょう。

2. 病院連絡の例

　「○○救急隊の救急救命士○○です。交通事故故ロード＆ゴー適応傷病者の病院収容依頼の電話となります。40 歳、男性。バイクで走行中、停車中の大型トラック後部に

追突、頭部を強打し受傷したと救急要請がありました。救急隊現着時、意識 JCS Ⅱ-10、呼吸 12 回で腹式呼吸、脈拍橈骨 50 回で不整はなく、皮膚に冷感・湿潤は認めません。救急隊は神経原性ショックと判断しました。主訴は後頸部と両上肢の疼痛です。全身観察上、胸部以下には感覚麻痺があり、両下肢は完全麻痺です。両上肢は弱く屈曲可能で、触診において痛みが増悪します。SpO₂ はルームエアで 94％、血圧は 90/70mmHg、心電図は洞性徐脈です。現在、バックボードによる全身固定を行った状態です。 救急隊としては頸髄損傷を疑って、整形外科のある貴病院を選定しました。この傷病者の受け入れはいかがでしょうか？」

≪受け入れ可能な場合は必要に応じて以下の情報を伝える≫

「傷病者の名前は〇〇太郎さん、40 歳、生年月日は 19 〇〇年〇月〇日です。病院到着まで約〇〇分を予定しています。よろしくお願いいたします」。

✔SBAR による報告のポイント

S（状況）「バイクで走行中、停車中の大型トラック後部に追突し、頭部を強打し受傷した」ことを報告します。

B（背景）「バイクで走行中に路上に無灯火で停車していた大型トラックに気づかず、トラック後部に追突した」ことを報告します。

A（評価）「四肢麻痺があることから頸髄損傷を疑っている」ことを報告します。

R（推奨）「整形外科のある貴病院を選定した」などと推奨（提案）します。

✔MIST による報告のポイント

M（原因 / 受傷機転）「バイクで走行中、停車中の大型トラック後部に追突した」ことを報告します。

I（外傷部位 / 身体所見）「後頸部と両上肢の疼痛、胸部以下には感覚麻痺、両下肢は完全麻痺を認める」ことを報告します。

S（バイタルサイン）「呼吸 12 回、脈拍 50 回、血圧 90/70mmHg」などと報告します。

T（処置）「バックボードによる全身固定を実施中である」ことを報告します。

＜病院連絡の例に対する医師のコメント＞

頸髄損傷が疑われるので、神経原性ショックへの対応と呼吸状態への注意が必要です。保存的療法が行われることが多いと思われますが、脊椎の整復、脊髄の除圧や脊柱の安定化を目的にした早期手術が行われる場合もあるので、可能であればそれらの手術が可能な医療機関に搬送することが望ましいと思われます。

36 ■ 大腿動脈損傷

[症例] スキーレース中、立木に衝突	
傷病者の情報	●20 歳、男性 ●既往歴：なし ●現在の薬物療法：なし ●アレルギー：なし
発生状況	●発生場所：スキーレースが行われているスキー場のコース脇 ●発生時刻：10 時頃 ●発生時の状況：スーパー大回転に出場し、ゴール手前でコースからはみ出し、コース脇の立木をまたぐような形で激突した
症状・症候	●主訴：左大腿部の疼痛と同部からの動脈性出血 ●詳細な症状：左鼠径部の直下に大腿部を横断するような挫滅創があり、血液が噴出している。同部への圧迫でも完全な止血は困難な状況
救急隊現着時所見	●意識：JCS Ⅱ-20 ●血圧：90/70mmHg、脈拍：130 回/分、呼吸：24 回/分 ●SpO$_2$(ルームエア)：97%、体温：35.4℃ ●心電図モニター：洞性頻拍

1. 病院選定・連絡のポイント

・担当科は心臓血管外科、循環器内科、放射線科、救急科です。

・大腿動脈からの出血コントロールは難しく、ピンポイントで圧迫することを検討しましょう。

・REBOA(IABO)(大動脈の蘇生的血管内バルーン留置術)実施の可否や緊急輸血の必要性を判断しましょう。

・大動脈内バルーンで一時的に血流を遮断し、出血部位を治療する手技が有効です。

　輸血用血液製剤は高価で、有効期限があるため、常時大量に用意している病院は少ないことを考慮しましょう(付録：参考情報 149 頁参照)。

2. 病院連絡の例

　「〇〇救急隊の救急救命士〇〇です。外傷ロード＆ゴー適応傷病者の病院収容依頼と出血に対する止血処置の助言要請の電話となります。20 歳、男性。〇〇スキー場のレースで滑降中、コース脇の立木に激突し左大腿部を受傷し救急要請がありました。救急隊現着時、意識は JCS Ⅱ-20、呼吸 24 回、脈拍橈骨で弱く 130 回、左

鼠径部直下の挫滅創から血液の噴出あり。直接圧迫止血が困難でありターニケットの使用もできない状態です。顔貌は蒼白、意識障害を認め、極めて緊急性の高い出血性ショックと判断しています。この出血に対する止血処置の助言をお願いします。なお、止血処置を最優先しており体幹部の観察ができておりません。血圧は90/70mmHg、SpO$_2$ は97%、心電図は洞性頻拍、体温は35.4℃です。現在、仰臥位の状態でリザーバ付きフェイスマスク6L 酸素投与中です。救急隊としては左大腿動脈の損傷を疑って貴病院を選定しました。この傷病者の受け入れはいかがでしょうか？」

≪受け入れ可能な場合は必要に応じて以下の情報を伝える≫

「傷病者の名前は〇〇太郎さん、20歳、生年月日は20〇〇年〇月〇日です。病院到着まで約〇〇分を予定しています。よろしくお願いいたします」。

✓SBAR による報告のポイント

S （状況）　「20歳男性がスキー滑走中にコース脇の立木に激突し、左大腿部を受傷した」ことを報告します。

B （背景）　「〇〇スキー場のレースで滑降中にコースからはみ出し、コース脇の立木に激突した」ことを報告します。

A （評価）　「止血が困難で緊急性の高い出血性ショックである」ことを報告します。

R （推奨）　「左大腿動脈の損傷を疑って貴病院を選定した」などと推奨（提案）します。

✓MIST による報告のポイント

M （原因 / 受傷機転）　「20歳男性がスキー滑走中にコース脇の立木に激突し、左大腿部を受傷した」ことを報告します。

I （外傷部位 / 身体所見）　「左鼠径部直下の挫滅創から血液が噴出している」ことを報告します。

S （バイタルサイン）　「呼吸24回、脈拍130回、血圧90/70mmHg」などと報告します。

T （処置）　「リザーバ付きフェイスマスク6L 酸素投与中である」ことを報告します。

＜ 病院連絡の例に対する医師のコメント ＞

大腿動脈からの大出血をコントロールすることは非常に困難です。病院到着後も直接、出血部位にアプローチして速やかに縫合止血を行うことは相当な困難を伴います。ドクターヘリなどを用いてトラウマバイパスを行い、大動脈をバルーンで遮断し、直ちに大量輸血することが可能な高度医療機関に搬送する必要があります。

37 ■ 上腸間膜動脈閉塞症

[症例] **腹痛**	
傷病者の情報	●68 歳、男性 ●現病歴：心房細動、高血圧、糖尿病 ●現在の薬物療法：抗凝固薬、降圧薬、血糖降下薬 ●アレルギー：なし
発生状況	●発生場所：自宅 ●発生時刻：10 時頃（朝食摂取 3 時間後） ●発生時の状況：自宅でテレビを観ていた
症状・症候	●主訴：突然発症の腹痛
救急隊現着時所見	●意識：清明 ●血圧：130/80mmHg、脈拍：100 回/分（不整）、呼吸：20 回/分 ●SpO$_2$（ルームエア）：96%、体温：36.5℃ ●心電図モニター：心房細動 ●腹部は平坦で軟。全体に強い持続痛を訴える。どこを押しても痛がるが、反跳痛や筋性防御はみられない

1. 病院選定・連絡のポイント

・インターベンションラジオロジー（IVR）が可能な放射線科、腹部外科、血管外科が揃った三次医療機関が適しています。

・強い腹痛を訴える割には身体所見が乏しいことが特徴です。

・急性上腸間膜動脈閉塞症の死亡率は 30〜40% に達し、早期診断と治療が重要です。

・多くの症例で糖尿病や高血圧、心房細動を併発しており、特に心房細動はリスク要因です。

・画像診断としては造影 CT や血管造影が行われ、必要に応じて血栓溶解や外科的治療を行います。

2. 病院連絡の例

　「○○救急隊の救急救命士○○です。腹痛を突然発症した傷病者の病院収容依頼の電話となります。68 歳、男性。自宅でテレビ鑑賞中に突然、腹痛を発症し、救急要請がありました。救急隊現着時、意識清明、呼吸 20 回、脈拍橈骨で充実 100 回不整があります。心電図で心房細動を認めます。SpO$_2$ はルームエアで 96%、血圧は 130/80mmHg、体温は 36.5℃です。主訴は腹部全体の持続痛で、腹部全体の圧痛

を認めます。最も痛い時を 10 とした時から軽快はしていないとのことです。反跳痛や筋性防御はありません。最終食事摂取は腹痛発症 3 時間前です。嘔気や嘔吐、下痢症状はありません。このような痛みは初めてで前駆症状はありません。呼吸困難、胸痛、背部痛はありません。現病歴は心房細動、高血圧、糖尿病があり、抗凝固薬、降圧薬、血糖降下薬の内服があり、〇〇クリニックにかかりつけです。現在、半坐位の状態です。 救急隊としては上腸間膜動脈閉塞症を疑って、腹部外科のある貴病院を選定しました。この傷病者の受け入れはいかがでしょうか？」

≪受け入れ可能な場合は必要に応じて以下の情報を伝える≫

「傷病者の名前は〇〇太郎さん、68 歳、生年月日は 19 〇〇年〇月〇日です。病院到着まで約〇〇分を予定しています。よろしくお願いいたします」。

✓SBAR による報告のポイント

S （状況） 「68 歳男性が突然腹痛を発症した」ことを報告します。

B （背景） 「心房細動、高血圧、糖尿病があり、抗凝固薬、降圧薬、血糖降下薬を内服している」ことを報告します。

A （評価） 「腹痛の性状と心房細動があることから上腸間膜動脈閉塞症を疑っている」ことを報告します。

R （推奨） 「腹部外科のある貴病院を選定した」などと推奨（提案）します。

✓MIST による報告のポイント

M （原因 / 受傷機転） 「68 歳男性が突然腹痛を発症した」ことを報告します。

I （外傷部位 / 身体所見） 「腹部全体に持続痛と圧痛を認める」ことを報告します。

S （バイタルサイン） 「呼吸 20 回、脈拍 100 回、不整あり、血圧 130/80mmHg」などと報告します。

T （処置） 必要に応じて処置内容を報告します。

＜ 病院連絡の例に対する医師のコメント ＞

腹痛を訴える傷病者に対して、病院前のレベルでほかの多くの疾患と鑑別することは困難です。ですから、実際には「上腸間膜動脈閉塞症を疑っています」と連絡することは難しいと思われます。心房細動や高血圧、糖尿病などの病歴がある場合には、診断の手がかりになるので確実に伝えましょう。

38 ■ 急性喉頭蓋炎(小児)

[症例]	咽頭痛と呼吸困難
傷病者の情報	・4歳、男児 ・既往歴：予防接種時に熱性痙攣(Hibワクチンは未接種) ・現在の薬物療法：昼間、小児夜間休日診療所を受診し、抗菌薬が処方されている ・アレルギー：なし
発生状況	・発生場所：自宅 ・発生時刻：22時頃 ・発生時の状況：診療所受診後も症状は改善せず、39.5℃の発熱も生じて、『ぜいぜいするような呼吸』となった
症状・症候	・咽頭痛 ・呼吸困難 ・発熱
救急隊現着時所見	・意識：顔貌は無欲状だが、意識は清明 ・血圧：120/72mmHg、脈拍：124回/分、呼吸：32回/分 ・SpO$_2$(ルームエア)：94%、体温：39.0℃ ・心電図モニター：洞性頻拍 ・意識は清明だが、発語は困難。坐位で前傾し、下顎を突出させている。吸気性喘鳴を聴取する

1. 病院選定・連絡のポイント

・小児科、耳鼻咽喉科、麻酔科、救急科などが対応可能な医療機関を選びましょう。

・急性喉頭蓋炎は進行が早く、呼吸困難を伴い致死的になることがあります。

・小児では頻度は少ないものの、進行が急速で緊急性が高いため、Hibワクチン接種の有無も確認してください。

・上気道狭窄や吸気性喘鳴、呼吸時の陥没に注意し、観察しましょう。

・仰臥位は呼吸困難を悪化させるため避け、搬送中は安静を保つことが重要です。

2. 病院連絡の例

「○○救急隊の救急救命士○○です。病院収容依頼の電話となります。4歳、男児。自宅で咽頭痛を訴え、呼吸困難を発症したとのことで救急要請がありました。救急隊現着時、意識清明ですが虚脱状態、呼吸32回で吸気性喘鳴があり、発語困難です。脈拍橈骨充実124回、SpO$_2$はルームエアで94%です。本日昼間に小児夜間休日診療所を受診し抗菌薬が処方されています。受診後も症状は改善せず、39.5℃の発熱

7. ケーススタディ　113

があったと家族から聴取しました。血圧が 120/72mmHg、体温は 39.0℃、心電図は洞性頻拍です。現在、坐位の状態でリザーバ付きフェイスマスクにより酸素投与中です。アレルギーはありません。既往歴に予防接種時の熱性痙攣があります。なお Hib ワクチンは未接種です。救急隊としては急性喉頭蓋炎を疑って、小児対応可能な貴病院を選定しました。この傷病者の受け入れはいかがでしょうか？」
　≪受け入れ可能な場合は必要に応じて以下の情報を伝える≫
　「傷病者の名前は○○太郎さん、4歳、生年月日は 20 ○○年○月○日です。病院到着まで約○○分を予定しています。よろしくお願いいたします」。

✓SBAR による報告のポイント
S（状況）　「4歳男児が呼吸困難と咽頭痛を訴えている」ことを報告します。
B（背景）　「昼間に診療所を受診し抗菌薬が処方されている」ことを報告します。
A（評価）　「咽頭痛と呼吸困難を伴っていることから急性喉頭蓋炎を疑っている」ことを報告します。
R（推奨）　「小児対応可能な貴病院を選定した」などと推奨（提案）します。

✓MIST による報告のポイント
M（原因 / 受傷機転）　「4歳男児が呼吸困難と咽頭痛を訴えている」ことを報告します。
I（外傷部位 / 身体所見）　「呼吸 32 回、吸気性喘鳴、発語困難である」ことを報告します。
S（バイタルサイン）　「脈拍 124 回、SpO$_2$ 94％、血圧 120/72mmHg、体温 39.0℃」などと報告します。
T（処置）　「リザーバ付きフェイスマスクにより酸素投与中である」ことを報告します。

＜病院連絡の例に対する医師のコメント＞
　成人に比べて小児の頻度ははるかに低いのですが、炎症性喉頭疾患の中で最も症状が重篤で緊急性の高い疾患です。上気道狭窄による吸気性喘鳴や胸骨上・鎖骨上・肋骨間にみられる吸気時の陥没などを見逃さないことが肝心です。号泣すると呼吸困難が増悪する可能性があるので、搬送中も泣かせないように心がける必要があります。

39 ■ 偶発性低体温

[症例] 低体温による意識障害

傷病者の情報	●70 歳、男性 ●現病歴：高血圧 ●現在の薬物療法：降圧薬 ●アレルギー：なし
発生状況	●発生場所：自宅 ●発生時刻：6 時頃 ●発生時の状況：昨夜、多量に飲酒。その後、窓を開放したまま寝てしまったらしい。朝になって布団脇の畳の上に横たわり、冷たくなって反応が鈍いことに家人が気づき、救急要請した
症状・症候	●低体温（腋窩温）測定不能（エラー表示） ●意識混濁
救急隊現着時所見	●意識：JCS Ⅱ-30 ●血圧 80/65mmHg、脈拍：42 回/分、呼吸：8 回/分（腹式呼吸） ●SpO$_2$（ルームエア）：測定不能、体温：測定不能（皮膚は非常に冷たい） ●心電図モニター：洞性徐脈 ●右側臥位で畳の上に横たわっていた。右大腿と右上腕の外側に紫斑を認める。両下肢に網状皮斑を認める

1. 病院選定・連絡のポイント

・軽度の場合、受動的や能動的な復温が可能な二次病院で治療が行えますが、まずは深部体温測定が必要です。重症例や心室細動が発生した場合は経皮的心肺補助装置（PCPS）などを用いた復温が必要なため、救命救急センターへ搬送しましょう。

・偶発性低体温症は冬季だけでなく夏季にも発生します。特に高齢者は温度感覚が低下し、筋肉量の減少で熱産生が低いため、屋内で多発します。

・濡れた衣服を脱がせて乾燥させ、風を避けつつ保温します。

2. 病院連絡の例

　「○○救急隊の救急救命士○○です。病院収容依頼の電話となります。70 歳、男性。午前 6 時頃、自宅で反応が鈍いことに家族が気づき、救急要請がありました。家族による最終健在確認は昨夜です。昨夜は多量に飲酒し、窓を開けたまま寝たらしく、今朝 6 時頃冷たくなって反応が鈍い状態に気づいたとのことです。昨夜から 6 時ま

での状況は不明です。救急隊現着時、意識は JCS Ⅱ-30、呼吸 8 回、脈拍 42 回、心電図は洞性徐拍です。血圧は 80/65mmHg、SpO₂ と体温は測定不能です。全身観察では、右大腿部と右上腕部外側に紫斑があり、両下肢には網状皮斑を認めます。救急隊としては低体温を疑って、貴病院を選定しました。この傷病者の受け入れはいかがでしょうか？」

≪受け入れ可能な場合は必要に応じて以下の情報を伝える≫

　「傷病者の名前は〇〇太郎さん、70 歳、生年月日は 19 〇〇年〇月〇日です。病院到着まで約〇〇分を予定しています。よろしくお願いいたします」。

✓SBAR による報告のポイント

S（状況）　「70 歳男性が昨夜多量に飲酒し、窓を開けたまま寝たらしく、今朝 6 時頃冷たくなって反応が鈍い」ことを報告します。

B（背景）　「昨夜多量に飲酒し、窓を開けたまま寝たらしい」ことを報告します。

A（評価）　「発症状況から低体温を疑っている」ことを報告します。

R（推奨）　「低体温を疑って貴病院を選定した」などと推奨（提案）します。

✓MIST による報告のポイント

M（原因 / 受傷機転）　「70 歳男性が昨夜多量に飲酒し、窓を開けたまま寝たらしく、今朝 6 時頃冷たくなって反応が鈍い」ことを報告します。

I（外傷部位 / 身体所見）　「紫斑や網状皮斑を認める」ことを報告します。

S（バイタルサイン）　「呼吸 8 回、脈拍 42 回、血圧 80/65mmHg」などと報告します。

T（処置）　必要に応じて処置内容を報告します。

＜ 病院連絡の例に対する医師のコメント ＞

　体温が測定できなくても、皮膚が冷たいことや初期評価で低体温を疑うことが肝心です。病院前での対応としては、まず濡れた衣服の場合は脱がせて皮膚を乾燥させ、保温に努めます。刺激を避けて心室細動を予防しますが、万一生じた場合は、PCPS などを用いた能動的体内復温が必要になりますので、高度医療機関を選定します。

40 ■ 熱中症

[症例] 意識混濁	
傷病者の情報	●18歳、男性（長距離走の選手） ●既往歴：なし ●現在の薬物療法：なし ●アレルギー：なし
発生状況	●発生場所：大学のグラウンド ●発生時刻：11時頃 ●発生時の状況：大学のグラウンドで炎天下にインターバルトレーニングをしていた。30分ほど経ったところで、ふらついて倒れた。全身の発汗が著明
症状・症候	●意識混濁
救急隊現着時所見	●意識：JCS Ⅲ-100 ●血圧96/60mmHg、脈拍：120回/分、呼吸：24回/分 ●SpO$_2$（ルームエア）：99%、体温：39.3℃ ●心電図モニター：洞性頻拍 ●立ち上がろうとするが、不能。質問には適切に答えられない。頭痛、胸痛などの訴えはない

1. 病院選定・連絡のポイント

・この症例では救命救急センターへの搬送が適切です。

・状況から熱中症が強く疑われます。

・「熱中症診療ガイドライン2024」では、最重症群であるⅣ度が追加されました。Ⅳ度は深部体温40.0℃以上かつGCS≦8と定義され、表面体温でqⅣ度も診断可能です。迅速に深部体温を測定し、重症度を判断しましょう。Ⅳ度と判断された場合は、早急に冷却治療を実施しましょう。搬送中も冷却を継続し、適切な治療を行いましょう（付録：参考情報149頁参照）。

2. 病院連絡の例

　「○○救急隊の救急救命士○○です。病院収容依頼の電話となります。18歳、男性。大学グラウンドで運動中にふらついて倒れ、意識が混濁しているとのことで救急要請がありました。救急隊現着時、意識はJCS Ⅲ-100、呼吸24回、脈拍橈骨で充実120回、SpO$_2$はルームエアで99%、体温は腋窩で39.3℃、発汗顕著です。血圧は96/60mmHg、心電図は洞性頻拍です。頭痛、胸痛はなく外傷もありません。運動は10時30分頃から始め、前駆症状の有無は不明です。現在、仰臥位の状態です。

救急隊としては熱中症を疑って貴病院を選定しました。この傷病者の受け入れはいかがでしょうか？」

≪受け入れ可能な場合は必要に応じて以下の情報を伝える≫

　「傷病者の名前は〇〇太郎さん、18歳、生年月日は20〇〇年〇月〇日です。既往歴およびアレルギー情報はありません。病院到着まで約〇〇分を予定しています。よろしくお願いいたします」。

✓SBARによる報告のポイント

- S（状況）「18歳男性が大学グラウンドで運動中にふらついて倒れた」ことを報告します。
- B（背景）「炎天下での運動は10時30分頃から始め、前駆症状の有無は不明である」ことを報告します。
- A（評価）「炎天下での意識障害と高体温から熱中症を疑っている」ことを報告します。
- R（推奨）「熱中症を疑って貴病院を選定した」などと推奨（提案）します。

✓MISTによる報告のポイント

- M（原因／受傷機転）「18歳男性が大学グラウンドで運動中にふらついて倒れた」ことを報告します。
- I（外傷部位／身体所見）「体温は腋窩で39.3℃、発汗が顕著である」ことを報告します。
- S（バイタルサイン）「呼吸24回、脈拍120回、血圧96/60mmHg」などと報告します。
- T（処置）　必要に応じて処置内容を報告します。

＜病院連絡の例に対する医師のコメント＞

　まず、状況から熱中症を疑います。「熱中症診療ガイドライン2024」では最重症群にあたるIV度を設けています。深部体温が測定できない場合でも、表面体温やGCSで定義されるqIV度を用いることができます。IV度と判断された場合には、早急に集学的治療を実施する必要があるため、高度医療機関への搬送が必要です。

41 ■ 急性心筋梗塞

[症例] **胸痛**	
傷病者の情報	● 52 歳、男性 ● 現病歴：40 歳代から高血圧、脂質異常症を指摘されている ● 現在の薬物療法：5 年前から降圧薬、高脂血症治療薬 ● アレルギー：なし
発生状況	● 発生場所：自宅 ● 発生時刻：18 時頃 ● 発生時の状況：家族によると「午前中庭仕事をしていたが、特に異常はなかった。夕方から前胸部の圧迫感を自覚したようだ。横になって様子をみていたが、30 分以上改善しないので救急要請した」という
症状・症候	● 救急隊現着前に心肺停止（CPA）状態となったもの
救急隊現着時所見	● 意識：JCS Ⅲ-300 ● 血圧：-/-mmHg、脈拍：0 回/分、呼吸：0 回/分 ● SpO$_2$（ルームエア）：-%、体温：-℃ ● 心電図モニター：心室細動 ● 顔面に汗の跡を認める

1. 特定行為指示要請のポイント

・30 分以上改善しない胸痛は急性心筋梗塞（急性冠症候群）を強く示唆します。心室細動が確認されたため、CPA の原因として急性心筋梗塞を疑い、除細動を含む処置が必要です。

・CPA の発生状況、目撃者の有無、バイスタンダー CPR（心肺蘇生）の実施について報告しましょう。特に目撃者がいたかどうか、そして早期に心 CPR が行われたかが重要です。

・特定行為をできるだけ早期に実施できるように、詳細情報の報告は避け、特定行為が必要な理由を優先的に報告します。指示医師から追加情報を求められた際にはそれらの情報を提供します。

・各地域のプロトコルに従って、除細動の実施や気道確保、アドレナリン投与を行います。CPA の原因が急性冠症候群の疑いであることを医師に伝え、特定行為の指示を受けましょう。

2. 病院連絡の例

＜特定行為指示要請＞

　「〇〇救急隊の救急救命士〇〇です。CPA 傷病者に対する特定行為指示要請の電話です。52 歳、男性。自宅で胸部の圧迫感が 30 分以上改善しないとのことで救急要請があり、救急隊現着前に CPA となった傷病者です。現在、CPA 状態のため CPR 実施中です。初期心電図で除細動適応波形であったため、除細動を 1 回実施したのち CPR を継続中です。救急隊は心停止の原因を心筋梗塞によるものと疑っています。家族による目撃心停止で除細動適応例のため、除細動を優先させたうえで、アイジェル®による気道確保とアドレナリン投与を実施したいと考えますが、いかがでしょうか？」

✓SBAR による報告のポイント

S（状況）　「52 歳男性が CPA である」ことを報告します。

B（背景）　この例では背景情報を報告していません。

A（評価）　「CPA 状態のため CPR 実施中であり、家族による目撃心停止で除細動適応例のため、除細動を優先している」ことを報告します。

R（推奨）　「アイジェル®による気道確保とアドレナリン投与を実施したい」などと推奨（提案）します。

✓MIST による報告のポイント

M（原因 / 受傷機転）　「52 歳男性が CPA である」ことを報告します。

I（外傷部位 / 身体所見）　この例では身体所見を報告していません。

S（バイタルサイン）　「CPA 状態で初期心電図で除細動適応波形を認めた」ことを簡潔に報告します。

T（処置）　「CPR 実施中で除細動を 1 回実施した」ことを報告します。

＜特定行為指示要請の例に対する医師のコメント＞

　「除細動を優先させたうえで」とありますが、その前に「次回の評価でも除細動適応波形の場合は」と付け加えた方がより明解だと思います。反応がなくなってからの経過時間もわかれば報告してください。「アイジェル®による気道確保のうえで人工呼吸器に接続し、非同期 CPR を行いたいと思います」としてはいかがでしょうか。

42 ■ 心肺停止（くも膜下出血）

［症例］ 突然の頭痛

傷病者の情報	●52 歳、女性 ●既往歴：2 年前に高血圧気味だと検診で言われていた ●現在の薬物療法：なし ●アレルギー：なし
発生状況	●発生場所：自宅 ●発生時刻：19 時 05 分 ●発生時の状況：家族によると自宅でテレビを観ていたときに、突然に頭痛を自覚したようだ
症状・症候	●主訴：救急隊現着前に心肺停止（CPA）となったもの
救急隊現着時所見	●家人により、寝室のベッドに寝かされており、嘔吐が確認できる ●意識：JCS Ⅲ-300 ●血圧：-/-mmHg、脈拍：0 回/分、呼吸：0 回/分 ●SpO$_2$（ルームエア）：-%、体温：-℃ ●心電図モニター：心室細動

1. 特定行為指示要請のポイント

・CPA の発生状況、目撃者の有無、バイスタンダー CPR（心肺蘇生）の実施について報告しましょう。特に目撃者がいたかどうか、そして早期に CPR が行われたかが重要です。

・特定行為をできるだけ早期に実施できるように詳細情報の報告は避け、特定行為が必要な理由を優先的に報告します。指示医師から追加情報を求められた際にはそれらの情報を提供します。

・各地域のプロトコルに従って、除細動の実施や気道確保、アドレナリン投与を行います。CPA の原因がくも膜下出血の疑いであることを医師に伝え、特定行為の指示を受けましょう。

2. 病院連絡の例

＜特定行為指示要請＞

　「〇〇救急隊の救急救命士〇〇です。特定行為指示要請の電話です。52 歳、女性。自宅でテレビを観ていたとき、突然に頭痛を自覚したとのことで救急要請があり、救急隊現着前に CPA となった傷病者です。現在、CPA 状態のため CPR 実施中です。

初期心電図で除細動適応波形であったため、除細動を 1 回実施した後に CPR を継続
中です。救急隊は CPA の原因をくも膜下出血によるものと疑っています。家族によ
る目撃心停止で除細動適応例のため、除細動を優先させたうえで、アイジェル®によ
る気道確保とアドレナリン投与を実施したいと考えますが、いかがでしょうか？」

✓SBAR による報告のポイント

S（状況）「52 歳女性が CPA である」ことを報告します。

B（背景）この例では背景情報を報告していません。

A（評価）「CPA 状態のため CPR 実施中で家族による目撃心停止で除細動適応例
のため、除細動を優先した」ことを報告します。

R（推奨）「アイジェル®による気道確保とアドレナリン投与を実施したい」などと推
奨（提案）します。

✓MIST による報告のポイント

M（原因 / 受傷機転）「52 歳女性が CPA である」ことを報告します。

I（外傷部位 / 身体所見）この例では身体所見を報告していません。

S（バイタルサイン）「CPA 状態で初期心電図で除細動適応波形であった」ことを
報告します。

T（処置）「CPR 実施で除細動を 1 回実施した」ことを報告します。

＜ 特定行為指示要請の例に対する医師のコメント ＞

くも膜下出血の傷病者ではしばしば心電図異常がみられますが、多くの場合自然軽快
し、心室細動にまで至る例は稀です。突然の頭痛だけで「くも膜下出血によるものと疑っ
ています」とは言えませんし、言う必要もないと思います。未破裂動脈瘤など、くも膜
下出血の原因となりうる病歴があれば報告してもよいでしょう。

43 ■ 心肺停止（気管支喘息）

［症例］　呼吸困難

傷病者の情報	●44 歳、男性 ●現病歴：20 歳頃から喘息発作を繰り返していた ●現在の薬物療法：抗炎症薬、気管支拡張薬（発作時吸入） ●アレルギー：小麦粉
発生状況	●発生場所：自宅 ●発生時刻：22 時頃 ●発生時の状況：家族によると昨夕から喘息発作によると思われる咳嗽・呼吸困難が持続していた。かかりつけ医（二次医療機関）から処方されている吸入薬を使用しても、短時間改善するのみ。昨夕から 7 ～ 8 回使用したが改善しないため、翌 2 時 05 分に救急要請した
症状・症候	●救急隊現着前に心肺停止となったもの ●自宅のベッドに腹臥位の状態で心肺停止（CPA）状態
救急隊現着時所見	●意識：JCS Ⅲ-300 ●血圧：-/-mmHg、脈拍：0 回/分、呼吸：0 回/分 ●SpO₂（ルームエア）：-%、体温：-℃ ●心電図モニター：無脈性電気活動（PEA）

1. 特定行為指示要請のポイント

・気管支喘息の現病歴があり、呼吸困難とともに意識消失後、CPA に至った旨を伝えます。CPA 前に喘鳴があり、吸気・呼気ともに重篤な呼吸困難があったかが手掛かりとなります。

・CPA の発生状況、目撃者の有無、バイスタンダー CPR（心肺蘇生）の実施について報告しましょう。特に目撃者がいたかどうか、そして早期に CPR が行われたかが重要です。

・特定行為をできるだけ早期に実施できるように、詳細情報の報告は避け、特定行為が必要な理由を優先的に報告します。指示医師から追加情報を求められた際にはそれらの情報を提供します。

・各地域のプロトコルに従って、除細動の実施や気道確保、アドレナリン投与を行います。CPA の原因が気管支喘息によるる可能性があることを医師に伝え、特定行為の指示を受けましょう。

2. 病院連絡の例

＜特定行為指示要請＞

> 「〇〇救急隊の救急救命士〇〇です。CPA傷病者に対する特定行為指示要請の電話です。44歳、男性。昨夕から喘息発作によると思われる咳嗽・呼吸困難が持続し、処方されている吸入薬を使用でも改善がみられず救急要請されたもので、救急隊現着前にCPAとなった傷病者です。現在、CPR実施中です。初期心電図で無脈性電気活動（PEA）。救急隊はCPAの原因を気管支喘息によるものと疑っています。家族による目撃心停止で除細動非適応例、気管支喘息によるCPAのため、気管挿管とアドレナリン投与を実施したいと考えますが、いかがでしょうか？」

✓SBARによる報告のポイント

S（状況）　「44歳男性が自宅でCPAである」ことを報告します。

B（背景）　「喘息の現病歴があり、処方されている吸入薬を使用でも改善がみられなかった」ことを報告します。

A（評価）　「CPA状態のためCPR実施中」、「家族による目撃心停止で除細動非適応例、気管支喘息によるCPAである」ことを報告します。

R（推奨）　「気管挿管とアドレナリン投与を実施したい」などと推奨（提案）します。

✓MISTによる報告のポイント

M（原因/受傷機転）　「44歳男性が自宅でCPAである」ことを報告します。

I（外傷部位/身体所見）　この例では身体所見を報告していません。

S（バイタルサイン）　「CPA状態で初期心電図は除細動非適応波形であった」などと報告します。

T（処置）　「CPR実施中である」ことを報告します。

＜特定行為指示要請の例に対する医師のコメント＞

「初期心電図でPEA」ではなく、できれば「心拍数〜の洞調律ですが、脈を触れないのでPEAです」とした方が、呼吸原性を示唆するので、より適切だと思います。PEAですので、アドレナリン早期投与が重要です。気管挿管後の人工呼吸法（呼気・吸気の比率など）についても指示を受けるのがよいと思います。

44 ■ 出血性ショック（骨盤骨折の疑い）

[症例]	屋根からの墜落
傷病者の情報	・70歳、男性 ・現病歴：高血圧 ・現在の薬物療法：降圧薬 ・アレルギー：なし
発生状況	・発生場所：自宅の2階屋根上 ・発生時刻：15時頃 ・発生時の状況：台風で向きが変わったテレビアンテナを直そうとして屋根に上り、足を踏み外して庭の地面に墜落した
症状・症候	・右腰の疼痛 ・疼痛のため、右下肢を動かすことができない。明らかな下肢長差はなく、右下肢の感覚異常や腫脹はない。右足背動脈の触知は良好
救急隊現着時所見	・意識：JCS Ⅰ-1 ・血圧：100/75mmHg、脈拍：120回/分、呼吸：20回/分 ・SpO$_2$（ルームエア）：97%、体温：36.4℃ ・心電図モニター：洞性頻拍 ・その他身体所見：右肩に打撲痕、右腸骨部から仙骨部にかけて広範な皮下出血を伴う打撲痕

1. 特定行為指示要請のポイント

・シーツラッピングや専用固定器具（サムスリングⅡなど）を使用し、確実な止血が行われるまでは解除を避けましょう。

・経カテーテル動脈塞栓術（TAE）で止血可能な医療機関を確認しておきましょう。

・出血性ショックに伴うバイタルサインの変化（血圧低下、頻脈、蒼白、意識低下など）や出血部位を報告しましょう。

・出血性ショックは迅速に進行するため、早急な医療介入が必要です。ショックに対する輸液は、収容後に実施し、時間のロスを最小にしましょう。放射線科や整形外科に連絡を行いましょう。

2. 病院連絡の例

＜特定行為指示要請＞

　「〇〇救急隊の救急救命士〇〇です。ロード＆ゴー適応傷病者に対する特定行為指示要請の電話です。70歳、男性。自宅の2階の屋根から地上に墜落したとのことで

救急要請がありました。意識清明 JCS Ⅰ-1、呼吸 20 回、脈拍橈骨で 120 回、血圧 100/75mmHg、SpO$_2$ はルームエアで 97％、疼痛のため、右下肢を自分で動かすことができません。救急隊としては骨盤骨折による出血性ショックを疑って、ショックに対する輸液が必要と判断しました。この傷病者に対する特定行為の指示をお願いします」。

✔SBAR による報告のポイント

S （状況）　「70 歳男性が自宅 2 階の屋根から地上に墜落した」ことを報告します。

B （背景）　「自宅の屋根から地上に墜落した」ことは報告しますが、どのように墜落したかは不明です。

A （評価）　「骨盤骨折による出血性ショックを疑っている」ことを報告します。

R （推奨）　「ショックに対する輸液が必要と判断した」などと推奨（提案）します。

✔MIST による報告のポイント

M （原因 / 受傷機転）　「70 歳男性が自宅 2 階の屋根から地上に墜落した」ことを報告します。

I （外傷部位 / 身体所見）　「右腸骨部から仙骨部にかけて広範な皮下出血を認めた」ことを報告します。

S （バイタルサイン）　「呼吸 20 回、脈拍 120 回、血圧 100/75mmHg、SpO$_2$ 97％」などと報告します。

T （処置）　全身固定処置など必要に応じて報告します。

＜ 特定行為指示要請の例に対する医師のコメント ＞

　JCS Ⅰを意識清明とするかどうかは議論のあるところですので、「意識レベルは JCS Ⅰ-1」としましょう。「疼痛のため、右下肢を自分で動かすことができません」だけでは、骨盤骨折を疑う理由としては弱いと思います。より詳細な身体所見を報告しましょう。また、全身固定実施済みであることも報告する必要があります。

45 ■ 低血糖発作・ブドウ糖投与前

［症例］ 意識レベルの低下（反応が悪い）

傷病者の情報	・72 歳、男性 ・現病歴：高血圧、糖尿病 ・現在の薬物療法：降圧薬、血糖降下薬 ・アレルギー：なし
発生状況	・発生場所：自宅 ・発生時刻：20 時 30 分頃 ・発生時の状況：家人が声をかけても反応が悪い ・家人からの聴取：2 日前から風邪症状があり、食欲不振があった。本日は朝おかゆを少量食べたのみだった。昼食・夕食は欲しくないと言って寝ていた。水分は飲んでいた。几帳面な性格なので、処方された薬だけはきちんと服用していたらしい。15 時頃トイレに立ったときに、家人と会話している
症状・症候	・意識レベル低下 ・軽度発熱
特定行為実施後所見	・意識：JCS Ⅲ-100 ・血圧：90/58mmHg、脈拍：100 回/分、呼吸：24 回/分 ・SpO_2（ルームエア）：94%、体温：37.6℃ ・心電図モニター：洞性頻拍 ・皮膚乾燥、熱感あり。呼名には応じない。右上肢に軽い麻痺がみられる ・血糖値：40mg/dL

1. 特定行為指示要請のポイント

・年齢と右上肢の不全麻痺から脳血管疾患をまず考慮しますが、現病歴から低血糖の可能性も見逃さないようにしましょう。低血糖時、一過性の神経症状が現れることがあります。

・血糖降下薬を服用している場合、低血糖の再発に注意が必要です。意識低下時はバイタルと血糖値の再確認を行いましょう。

2. 病院連絡の例

＜特定行為指示要請＞

　「〇〇救急隊の救急救命士〇〇です。低血糖傷病者に対する特定行為指示要請の電話です。72 歳、男性。糖尿病の現病歴があり、血糖降下薬を服用している方です。自宅で家族が声をかけても反応が悪いとのことで救急要請がありました。意識 JCS

Ⅲ-100 で右上肢に不全麻痺を認めました。家族からの聴取で、食事を摂っていないが血糖降下薬は服用したらしいとのことで、血糖測定したところ 40mg/dL でした。静脈路確保とブドウ糖投与の指示をお願いします」。

✓SBAR による報告のポイント

S （状況） 「72 歳男性が低血糖である」ことを報告します。

B （背景） 「糖尿病の現病歴があり、血糖降下薬を服用している」ことを報告します。

A （評価） 「血糖測定したところ 40mg/dL であった」ことを報告します。

R （推奨） 「静脈路確保とブドウ糖投与の指示をお願いします」などと推奨（提案）します。

✓MIST による報告のポイント

M （原因 / 受傷機転） 「72 歳男性が低血糖である」ことを報告します。

I （外傷部位 / 身体所見） 「右上肢の不全麻痺を認める」ことを報告します。

S （バイタルサイン） 「意識 JCS Ⅲ -100 である」ことを報告します。

T （処置） 「血糖測定した」ことを報告します。

＜ 特定行為指示要請の例に対する医師のコメント ＞

血糖値および意識レベルから血糖測定の適応と判断し、測定したところ、40mg/dL とのことなので、静脈路確保とブドウ糖投与の適応です。搬送先は血糖上昇後の症状改善具合で変わりうると思われますので、ブドウ糖投与後にも再度状態を報告する必要があります。

46 ■ 心肺停止（急性心筋梗塞）

［症例］　胸痛

傷病者の情報	• 52 歳、男性 • 現病歴：40 歳代から高血圧、脂質異常症を指摘されている • 現在の薬物療法：5 年前から降圧薬、高脂血症治療薬 • アレルギー：なし
発生状況	• 発生場所：自宅 • 発生時刻：18 時頃 • 発生時の状況：家族によると「本日午前中庭仕事をしていたが、特に異常はなかった。夕方から前胸部の圧迫感を自覚したようだ。横になって様子をみていたが、30 分以上改善しないので救急要請した」とのこと
症状・症候	• 救急隊現着前に心肺停止（CPA）状態となったもの
特定行為実施後所見	• 意識：JCS Ⅲ-300 • 血圧：-/-mmHg、脈拍：0 回/分、呼吸：0 回/分 • SpO_2（ルームエア）：-%、体温：-℃ • 心電図モニター：除細動後に無脈性電気活動（PEA）へ移行 • 目立った所見なし

1. 病院選定・連絡のポイント

・冠動脈インターベンションが可能な医療機関への搬送が必要ですが、循環器内科を標榜していても時間外は対応できないとする施設も多いです。

2. 病院連絡の例

＜特定行為指示要請を行い、処置が完了した後の収容依頼＞

　「○○救急隊の救急救命士○○です。病院収容依頼の電話となります。52 歳、男性。自宅で胸部の圧迫感が 30 分以上改善しないとのことで救急要請があり、救急隊現着前に CPA となった傷病者です。現在、CPA 状態のため心肺蘇生（CPR）実施中です。初期心電図で除細動適応波形であったため、除細動を 1 回実施した後 CPR を継続中、現在波形は無脈性電気活動（PEA）です。○○病院○○医師に特定行為指示要請を行い、アイジェル®による気道確保とアドレナリン投与を実施しましたが、依然自己心拍再開には至っていません。救急隊としては心筋梗塞による心停止を疑っており、直近三次医療機関の貴病院を選定しました。本傷病者の受け入れはいかがでしょうか？」

≪受け入れ可能な場合は必要に応じて以下の情報を伝える≫

　「傷病者の名前は〇〇太郎さん、52歳、生年月日は19〇〇年〇月〇日です。病院到着まで約〇〇分を予定しています。よろしくお願いします」。

✓SBAR による報告のポイント

- S（状況）「52歳男性が自宅でCPAである」ことを報告します。
- B（背景）「〇〇病院〇〇医師に特定行為指示要請を行い、アイジェル®による気道確保とアドレナリン投与を実施した」ことを報告します。
- A（評価）「除細動後に波形がPEAに変化した」ことを報告します。
- R（推奨）「心筋梗塞によるCPAを疑っている。直近三次医療機関の貴病院を選定した」などと推奨（提案）します。

✓MIST による報告のポイント

- M（原因／受傷機転）「52歳男性が自宅でCPAである」ことを報告します。
- I（外傷部位／身体所見）　この例では身体所見を報告していません。
- S（バイタルサイン）「CPA状態で、除細動後に波形がPEAに変化した」と簡潔に報告します。
- T（処置）「アイジェル®による気道確保とアドレナリン投与を実施した」ことを報告します。

＜病院連絡の例に対する医師のコメント＞

　「蘇生行為は〇分継続し、アドレナリンは〇回使用」は知りたいです。また「アイジェル®による気道確保」は報告されていますが、自発呼吸の有無も伝えましょう。病院側として人工呼吸器を準備するかどうかも知りたい情報の1つです。

47 ■ 心肺停止（くも膜下出血）

［症例］ 突然の頭痛

傷病者の情報	●52 歳、女性 ●既往歴：2 年前に高血圧気味だと検診で言われていた ●現在の薬物療法：なし ●アレルギー：なし
発生状況	●発生場所：自宅 ●発生時刻：19 時 05 分 ●発生時の状況：家族によると自宅でテレビを観ていたとき、突然に頭痛を自覚したようだ
症状・症候	●救急隊現着前に心肺停止（CPA）となったもの
特定行為実施後所見	●家人により寝室のベッドに寝かされており、嘔吐が確認できる ●意識：JCS Ⅲ-300 ●血圧 -/-mmHg、脈拍：0 回/分、呼吸：0 回/分 ●SpO$_2$（ルームエア）：-%、体温：-℃ ●心電図モニター：無脈性電気活動（PEA）

1. 病院選定・連絡のポイント

・除細動やアドレナリン投与後の状況を明確に伝えます。また、対光反射が残っているかどうかも重要な判断基準です。

・高血圧や動脈瘤など、既往歴がくも膜下出血のリスクを示しているか確認し、それも報告しましょう。

・CT や MRI などの画像検査、外科的処置が必要である可能性が高いため、脳外科や救命救急センターに搬送が適切です。また、治療が可能な医療機関かを確認しましょう。

2. 病院連絡の例

＜特定行為指示要請を行い、処置が完了した後の収容依頼＞

　「○○救急隊の救急救命士○○です。病院収容依頼の電話となります。52 歳、女性。自宅でテレビを観ていたとき、突然に頭痛を自覚したとのことで救急要請があり、救急隊現着前に CPA となった傷病者です。現在、CPA 状態のため心肺蘇生（CPR）継続中、現在波形は無脈性電気活動（PEA）です。○○病院○○医師に特定行為指示要請を行い、アイジェル®による気道確保とアドレナリン投与を実施しましたが、依然自己心拍再開には至っていません。救急隊としてはくも膜下出血による CPA を疑っ

ており、直近三次医療機関の貴病院を選定しました。本傷病者の受け入れはいかが
でしょうか？」
≪受け入れ可能な場合は必要に応じて以下の情報を伝える≫
　「傷病者の名前は○○花子さん、52歳、生年月日は19○○年○月○日です。病院
到着まで約○○分を予定しています。よろしくお願いします」。

✓SBAR による報告のポイント
S（状況）「52歳女性が自宅で CPA である」ことを報告します。
B（背景）「○○病院○○医師に特定行為指示要請を行い、アイジェル®による気道
　　　　　確保とアドレナリン投与を実施した」ことを報告します。
A（評価）「除細動後に波形が PEA に変化した」ことを報告します。
R（推奨）「くも膜下出血による CPA を疑っており、直近三次医療機関の貴病院を
　　　　　選定した」などと推奨（提案）します。

✓MIST による報告のポイント
M（原因 / 受傷機転）「52歳女性が自宅で CPA である」ことを報告します。
I（外傷部位 / 身体所見）　この例では身体所見を報告していません。
S（バイタルサイン）「CPA 状態で除細動後に波形が PEA に変化した」ことを報告
　　　　　します。
T（処置）「CPR 実施中で除細動を1回実施、アイジェル®による気道確保とアド
　　　　　レナリン投与を実施した」ことを報告します。

＜病院連絡の例に対する医師のコメント＞
　くも膜下出血による脳血流障害から呼吸停止を呈したものであれば、気道確保とアド
レナリン投与で心拍が再開する可能性はあります。「蘇生行為は○分継続し、アドレナ
リンは○回使用」は知りたい情報です。致死的不整脈による可能性もあるので継続的な
心電図の観察報告も重要です（心室細動を繰り返す可能性があります）。

48 ■ 心肺停止（気管支喘息）

［症例］ 呼吸困難	
傷病者の情報	●44 歳、男性 ●現病歴：20 歳頃から喘息発作を繰り返していた ●現在の薬物療法：抗炎症薬、気管支拡張薬（発作時吸入） ●アレルギー：小麦粉
発生状況	●発生場所：自宅 ●発生時刻：22 時頃から ●発生時の状況：家族によると昨夕から喘息発作によると思われる咳嗽・呼吸困難が持続していた。かかりつけ医（二次医療機関）から処方されている吸入薬を使用では、短時間改善するのみ。昨夕から 7 ～ 8 回使用したが改善しないため、翌 2 時 05 分に救急要請した
症状・症候	●救急隊現着前に心肺停止(CPA)となったもの ●自宅のベッドに腹臥位の状態で CPA 状態
特定行為実施後所見	●意識：JCS Ⅲ-300 ●血圧 -/-mmHg、脈拍：0 回/分、呼吸：0 回/分 ●SpO$_2$（ルームエア）：-%、体温：-℃ ●心電図モニター：無脈性電気活動(PEA)

1. 病院選定・連絡のポイント

・気管支喘息の増悪による呼吸不全や心停止に対応できる三次医療機関を選定します。

2. 病院連絡の例

＜特定行為指示要請を行い、処置が完了した後の収容依頼＞

　「〇〇救急隊の救急救命士〇〇です。病院収容依頼の電話となります。44 歳、男性。昨夕から喘息発作によると思われる咳嗽・呼吸困難が持続し、処方されている吸入薬を使用でも改善がみられず救急要請されたもので、救急隊現着前に CPA となった傷病者です。現在、心肺蘇生(CPR)実施中です。初期心電図で無脈性電気活動 (PEA)。〇〇病院〇〇医師に特定行為指示要請を行い、気管挿管とアドレナリン投与を実施しましたが、依然 PEA で自己心拍再開には至っていません。救急隊としては気管支喘息による CPA を疑っており、直近三次医療機関の貴病院を選定しました。本傷病者の受け入れはいかがでしょうか？」

≪受け入れ可能な場合は必要に応じて以下の情報を伝える≫

　「傷病者の名前は〇〇太郎さん、44 歳、生年月日は 19 〇〇年〇月〇日です。病院

到着まで約〇〇分を予定しています。よろしくお願いします」。

✓SBAR による報告のポイント

S （状況）　「44 歳男性が自宅で CPA である」ことを報告します。

B （背景）　「〇〇病院〇〇医師に特定行為指示要請を行い、気管挿管とアドレナリン投与を実施しましたが、依然 PEA で自己心拍再開には至っていない」ことを報告します。

A （評価）　「初期心電図から PEA で変化がみられない」ことを報告します。

R （推奨）　「気管支喘息による CPA を疑っており、直近三次医療機関の貴病院を選定した」などと推奨（提案）します。

✓MIST による報告のポイント

M （原因 / 受傷機転）　「44 歳男性が自宅で CPA である」ことを報告します。

I （外傷部位 / 身体所見）　この例では身体所見を報告していません。

S （バイタルサイン）　「CPA 状態で、初期心電図から PEA で変化がみられない」などを報告します。

T （処置）　「気管挿管とアドレナリン投与を実施した」ことを報告します。

＜ 病院連絡の例に対する医師のコメント ＞

　呼吸不全からの CPA なので気道確保とアドレナリン投与で心拍が再開する可能性はあります。「蘇生行為は〇分継続し、アドレナリンは〇回使用」は知りたいです。また気道確保による自発呼吸の有無、補助換気を行っているのであれば気道抵抗の程度なども、病院到着後に人工呼吸器管理を始める前に知りたい情報です。

49 ■ 出血性ショック（骨盤骨折の疑い）

[症例]	出血性ショック、屋根からの転落
傷病者の情報	●70歳、男性 ●現病歴：高血圧 ●現在の薬物療法：降圧薬 ●アレルギー：なし
発生状況	●発生場所：自宅の2階屋根上 ●発生時間：15時 ●発生時の状況：台風で向きが変わったテレビアンテナを直そうとして屋根に上り、足を踏み外して庭の地面に墜落した
症状・症候	●右腰の疼痛 ●疼痛のため、右下肢を動かすことができない。明らかな下肢長差はなく、右下肢の感覚異常や腫脹はない。右足背動脈の触知は良好
特定行為実施後所見	●意識：JCS Ⅰ-1 ●血圧：100/75mmHg、脈拍：120回/分、呼吸：20回/分 ●SpO_2（ルームエア）：97%、体温：36.4℃ ●心電図モニター：洞性頻拍 ●右肩に打撲痕、右腸骨部から仙骨部にかけて広範な皮下出血を伴う打撲痕

1. 病院選定・連絡のポイント

・出血性ショックに伴うバイタルサインの変化（血圧低下、頻脈、蒼白、意識低下など）や出血部位を報告しましょう。

・出血性ショックは迅速に進行するため、早急な医療介入が必要です。放射線科や整形外科に連絡を行いましょう。

2. 病院連絡の例

＜特定行為指示要請を行い、処置が完了した後の収容依頼＞

　「○○救急隊の救急救命士○○です。病院収容依頼の電話となります。70歳、男性。自宅の2階の屋根から地上に墜落したとのことで救急要請がありました。意識清明 JCS Ⅰ-1、呼吸20回、脈拍橈骨で120回、血圧100/75mmHg、SpO_2 はルームエアで97%、疼痛のため、右下肢を自分で動かすことができません。○○病院○○医師に特定行為指示要請を行い、ショックに対する輸液を開始したところです。明らかな下肢長差はなく、右下肢の感覚異常や腫脹もありません。右足背動脈の触知

も良好です。右肩に打撲痕、右腸骨部から仙骨部にかけて広範な皮下出血を伴う打撲痕を認めます。現病歴には高血圧があります。現在、全身固定処置を実施中です。救急隊としては骨盤骨折による出血性ショックを疑って、重症外傷の対応が可能な貴病院を選定しました。この傷病者の受け入れはいかがでしょうか？」

≪受け入れ可能な場合は必要に応じて以下の情報を伝える≫

　「傷病者の名前は〇〇太郎さん、70歳、生年月日は19〇〇年〇月〇日です。病院到着まで約〇〇分を予定しています。よろしくお願いします」。

✓SBAR による報告のポイント

S　（状況）　「70歳男性が自宅2階の屋根から地上に墜落した」ことを報告します。

B　（背景）　「〇〇病院〇〇医師に特定行為指示要請を行い、ショックに対する輸液を開始した」ことを報告します。

A　（評価）　「骨盤骨折による出血性ショックを疑っている」ことを報告します。

R　（推奨）　「重症外傷対応が可能な貴病院を選定した」などと推奨（提案）します。

✓MIST による報告のポイント

M　（原因／受傷機転）　「70歳男性が自宅2階の屋根から墜落した」ことを報告します。

I　（外傷部位／身体所見）　「右腸骨部から仙骨部にかけて広範な皮下出血を認める」ことを報告します。

S　（バイタルサイン）　「呼吸20回、脈拍120回、血圧100/75mmHg、SpO$_2$ 97%」などと報告します。

T　（処置）　「全身固定処置を実施し、ショックに対する輸液を開始した」ことを報告します。

＜病院連絡の例に対する医師のコメント＞

　心拍がかなり増加しているので循環血液量の30〜40%は出血していると推定されますが、足背動脈が触知可能なので搬送中の輸液のスピードを確認しましょう。必要以上の大量輸液は体温の低下や血液凝固機能異常につながるリスクがあります。抗凝固・抗血小板薬の内服の有無は再確認したいです。

50 ■ 低血糖発作・ブドウ糖投与後

[症例]	意識レベルの低下（反応が悪い）
傷病者の情報	● 72 歳、男性 ● 現病歴：高血圧、糖尿病 ● 現在の薬物療法：降圧薬、血糖降下薬 ● アレルギー：なし
発生状況	● 発生場所：自宅 ● 発生時刻：20 時 30 分頃 ● 発生時の状況：家人が声をかけても反応が悪い ● 家人からの聴取：2 日前から風邪症状があり、食欲不振があった。本日は朝おかゆを少量食べたのみだった。昼食・夕食はほしくないと言って寝ていた。水分は飲んでいた。几帳面な性格なので、処方された薬だけはきちんと服用していたらしい。15 時頃トイレに立ったときに、家人と会話している
症状・症候	● 意識レベル低下 ● 軽度発熱
特定行為実施後所見	● 意識：JCS Ⅱ-20 ● 血圧：90/58mmHg、脈拍：100 回/分、呼吸：24 回/分 ● SpO$_2$（ルームエア）：94%、体温：37.6℃ ● 心電図モニター：洞性頻拍 ● 皮膚乾燥、熱感あり。呼名には応じない。右上肢に軽い麻痺がみられる

1. 病院選定・連絡のポイント

・脳血管疾患対応可能な医療機関を選びましょう。

・長引く低血糖は脳障害を引き起こすため、ブドウ糖追加投与を指示医に相談しましょう。

2. 病院連絡の例

＜特定行為指示要請を行い、処置が完了した後の収容依頼＞

　「○○救急隊の救急救命士○○です。病院収容依頼の電話となります。72 歳、男性。貴院に糖尿病でかかりつけの方です。自宅で家族が声をかけても反応が悪いとのことで救急要請がありました。意識 JCS Ⅲ-100 で右上肢に不全麻痺を認めました。家族からの聴取で、食事は摂っていないが血糖降下薬は服用したらしいとのことで、血糖測定したところ 40mg/dL でした。○○病院の○○ MC 医師から指示を

受けブドウ糖を投与したところ、意識 JCS Ⅱ -20 に改善しましたが、右上肢の不全麻痺は改善していません。現在のバイタルサインは、呼吸 24 回、脈拍橈骨で 100 回、SpO₂ はルームエアで 94％、体温 37.6℃、現在、ベッド上で仰臥位の状態です。低血糖発作のため糖尿病でかかりつけの貴病院を選定しました。この傷病者の受け入れはいかがでしょうか？」

≪受け入れ可能な場合は必要に応じて以下の情報を伝える≫

「傷病者の名前は○○太郎さん、72 歳、生年月日は 19 ○○年○月○日です。病院到着まで約○○分を予定しています。よろしくお願いします」。

✓SBAR による報告のポイント

S （状況）　「72 歳男性が低血糖である」ことを報告します。

B （背景）　「現病歴に糖尿病があり、血糖降下薬を服用している」ことを報告します。

A （評価）　「低血糖発作のためブドウ糖を投与し意識レベルに改善がみられる」ことを報告します。

R （推奨）　「かかりつけの貴病院を選定した」などと推奨（提案）します。

✓MIST による報告のポイント

M （原因 / 受傷機転）　「72 歳男性が低血糖でかかりつけの貴病院を選定した」ことを報告します。

I （外傷部位 / 身体所見）　「右上肢の不全麻痺は改善していない」ことを報告します。

S （バイタルサイン）　「呼吸 24 回、脈拍 100 回、血圧 90/58mmHg、SpO₂ 94％」などと報告します。

T （処置）　「血糖測定後にブドウ糖投与を実施した」ことを報告します。

＜病院連絡の例に対する医師のコメント＞

低血糖による一時的な麻痺（トッド麻痺）か脳梗塞を合併したものか、現場での判別は困難です。脳梗塞である可能性を考えて最終健常時刻も報告しましょう。糖尿病治療薬は作用時間が長いことが多いので、一時的に血糖が上昇しても搬送中に再度低下することがあります。意識レベルが低下するようなら血糖を再確認しましょう。

⑧ トレーニングと 教育プログラムの開発

〈 救急隊員のための効果的な病院連絡教育プログラム 〉

　病院連絡の質を向上させるためには、適切なトレーニングと教育プログラムが不可欠です。以下は、病院連絡に関するコミュニケーショントレーニングの主要な要素と具体的な方法について述べます。

A 効果的なトレーニング方法

1. ロールプレイング

　ロールプレイングは、実際の場面を模擬的に体験することで、実践的なスキルを身につけるため効果的な方法です。救急隊員が医師や看護師役と役割を交代しながら、シナリオに基づいて病院連絡を行います。これにより、現場での対応力が向上します。

2. シミュレーション訓練

　シミュレーション訓練は、リアルな環境での実践的な訓練を提供します。高精度なシミュレーション機器を使用し、緊急事態や複雑な症例に対応する訓練を行います。これにより、救急隊員の判断力と対応力が向上します。

■ 電話でのシミュレーション

　訓練の際には、救急隊員側と医師または看護師側が見えない場所にいて、実際の電話を使用して会話する形式が有効です。視覚的なヒントがないため、言葉だけで正確かつ効果的に情報を伝える能力が養われます。これにより、実際の現場でのコミュニケーションスキルが向上します。

3. フィードバックセッション

　トレーニング後には、指導者からのフィードバックセッションを行います。これにより、参加者は自分の強みと改善点を理解し、次の訓練に向けて具体的な改善策を学びます。

B ｜ フィードバックと継続的改善

1. デブリーフィング

　デブリーフィングは、訓練終了後の振り返りと改善点の確認を行うプロセスです。参加者全員で訓練の内容を振り返り、何がうまくいったのか、どこに改善が必要かを議論します。これにより、次の訓練に向けて具体的な改善策が見つかります。

2. 継続的な評価

　トレーニングプログラムの効果を定期的に評価し、必要に応じて改善を行います。これには、訓練参加者からのフィードバックや実際の現場でのパフォーマンスデータの収集が含まれます。

C ｜ シミュレーション教育の導入

1. 定期的なシミュレーション訓練

　定期的なシミュレーション訓練を通じて、救急隊員のスキルを維持し、向上させます。シミュレーションは、現実の緊急事態を模倣し、リアルな環境での実践的な経験を提供します。

2. 多様なシナリオの活用

さまざまなシナリオを用いて訓練を行い、救急隊員が多様な状況に対応できるようにします。これにより、緊急事態や特殊なケースにも柔軟に対応する力が養われます。

D | 持続的な教育プログラムの設計

1. 基礎から応用までの段階的な教育

教育プログラムは、基礎から応用まで段階的に設計されます。初期段階では基本的なコミュニケーションスキルや病院連絡の手順を学び、後期段階では応用的なシナリオや複雑なケースに対応する訓練を行います。

2. 継続的な学習と自己改善の推奨

救急隊員が自己改善を継続的に行うための支援を提供します。これには、定期的な研修会やオンライン学習プラットフォームの活用が含まれます。

⑨ 未来の救急医療と病院連絡の展望

A 新技術の導入とその影響

近年、医療現場における技術革新は著しく、救急医療の分野でも新しい技術が導入され始めています。これらの技術は、救急現場から病院への情報伝達を効率化し、傷病者のケアを向上させることを目的としています。ここでは、新技術の具体的なメリットとその活用方法について詳しく紹介します。

B 新技術のメリット

1. リアルタイム情報共有

新技術は、救急隊員が現場で収集した情報をリアルタイムで病院に伝達することを可能にします。これにより、病院側は救急車が到着する前に傷病者の情報を把握し、適切な準備を行うことができます。結果として、治療開始までの時間が短縮され、傷病者の予後が改善されます。

2. 情報の正確性と詳細度の向上

電子機器を利用した情報入力により、手書きや口頭報告に伴う誤記や誤解を減らすことができます。バイタルサイン、症状、処置内容などの詳細な情報を正確に伝達することで、病院側の判断が迅速かつ適切になります。

3. 視覚的情報の共有

写真や動画を共有する機能により、救急現場の状況を視覚的に伝えることができます。これにより、病院の医師や看護師は、言葉だけでは伝わりにくい情報を

理解しやすくなります。例えば、外傷の程度や環境状況などが一目でわかるため、より適切な対応が可能となります。

4. 音声入力の活用

音声入力機能を使用することで、救急隊員は手がふさがっている状況でも迅速に情報を入力できます。これにより、情報伝達の効率が向上し、現場での作業負担が軽減されます。

5. データの保存と分析

電子デバイスを使用することで、収集したデータを保存し、後で分析することが可能です。これにより、救急対応の質を継続的に改善し、将来的なトレーニングやシステムの改良に役立てることができます。

C｜新技術の活用方法

新技術を活用することで、救急現場と病院の連携が強化される可能性があります。例えば、救急隊がタブレット端末やスマートフォンを用いて、現場で収集したバイタルサインや傷病者の症状を即時に病院に共有できるシステムを使用することで、病院はより早い段階で準備が整うことが期待されます。また、音声入力や画像・動画を使って現場の詳細な状況を伝えることで、病院側が対応を行いやすくなる場合があります。

このようなシステムの導入により、救急隊員の業務効率が向上し、正確な情報共有が促進されることで、現場での判断ミスが減る可能性があります。傷病者ケアの質向上にもつながると考えられます。また、救急車が病院に到着する前に準備が進むことで、治療の質とスピードが改善されると期待されています。

1. 効率的な情報伝達の向上

新技術を活用することで、情報伝達がスムーズになり、救急隊員は現場で収集したデータを簡便かつ迅速に送信できます。これにより、病院側はより的確な準

備ができ、治療開始までの時間が短縮されます。また、音声入力や画像の送信といった機能により、現場の詳細をリアルタイムで伝達し、治療判断に役立てることが期待されます。

2. 既存技術との併用

完全なデジタル化は時間を要するため、段階的な導入とともに既存のプロセスとのハイブリッド運用が現実的な解決策となり得ます。したがって新しい技術は、当面の間、既存の電話連絡や紙の記録との併用が推奨されます。

D | 新技術の普及と課題

これらの新技術は、救急医療の質を大幅に向上させる可能性を秘めていますが、全国的に普及するにはまだ時間がかかると予想されます。以下に、普及に向けた課題とその対応策を示します。

1. インフラ整備

新技術を導入するためには、高速かつ安定したインターネット接続が不可欠です。特に、地域によってはインフラの整備が不十分な場合があり、これが普及の障壁となっています。

> **対応策**　国や自治体によるインフラ整備の促進が求められます。また、救急車内に専用の通信設備を導入することで、現場からの情報伝達が安定するようにすることが重要です。

2. コスト

新しいシステムの導入には、初期費用や維持管理費がかかります。これが、小規模な予算の限られた自治体にとって大きな負担となることがあります。

> **対応策**　国や地方自治体による補助金制度の充実や、民間企業との協力によるコスト削減策が必要です。また、初期費用を抑えるためのリース方式やクラウドサービスの活用も検討すべきです。

3. 教育と訓練

新しい技術を効果的に活用するためには、救急隊員や病院スタッフの教育と訓練が必要です。これには、システムの操作方法やトラブルシューティング、適切な情報伝達方法などが含まれます。

> **対応策**　定期的な研修やシミュレーション訓練を通じて、スタッフが新しい技術を習得し、スムーズに運用できるようにすることが重要です。また、オンライン学習プラットフォームを活用することで、効率的に教育を行うことができます。

E ｜ 今後の展望

今後 10 年間においても、電話による病院連絡は主要な手段として残ると予想されます。新技術の普及には時間がかかるため、現行の方法を維持しつつ、段階的に新技術を導入していくことが現実的です。

1. 短期的な展望

現在の電話連絡システムの改善とともに、新技術の試験導入を進めることが重要です。例えば、特定の地域や大規模な病院でのパイロットプログラムを実施し、効果を検証することが考えられます。

2. 中期的な展望

新技術が徐々に普及し、救急医療の現場での標準となることを目指します。これには、インフラ整備やコスト削減、教育と訓練の充実が不可欠です。

3. 長期的な展望

新技術が全国的に普及し、救急医療の質が大幅に向上することが期待されます。将来的には、AI や IoT 技術を活用したさらなる革新が進み、救急医療の現場でのコミュニケーションがより高度化・多様化されるでしょう。

F まとめ

　未来の救急医療と病院連絡において、新技術の導入は避けられない進化です。しかし、これらの技術が全国的に普及するにはまだ時間がかかります。したがって、当面の間は電話による病院連絡が主流でありスキルアップが必要になります。この現実を踏まえつつ、新技術の導入を段階的に進めるためにも、救急医療を質の向上させることが重要です。

付録：診療科目の概要

以下に、各診療科で担当すると想定される傷病者について整理しました。

これらの診療科目の概要を参考に、各診療科がどのような傷病者を診察・治療するのかを理解することで、救急隊員は適切な病院際連絡を行うことができます。また、各診療科の専門性を把握することで、より迅速で的確な医療提供が可能となります。

診療科	診療対象	傷病者の想定	備考
内科	内科全般		大学教育がほぼ臓器別のため、「内科全般」で救急疾患を受け付ける病院は少ない。「総合診療医」という医師も増えているが、救急疾患については対応できるか確認が必要である。
循環器（内）科	心血管疾患	心筋梗塞、狭心症 不整脈、高血圧、心不全	冠インターベンションは循環器内科が担当することが多い。
呼吸器（内）科	肺・気管支の疾患	呼吸不全、喘息発作、肺炎	
消化器（内）科	胃腸・肝胆道系・膵臓の疾患	急性膵炎、肝不全	
腎臓内科	腎臓疾患	慢性腎不全、人工透析	泌尿器科が人工透析を担当している施設もある。
糖尿病内科	糖尿病	低血糖 高血糖緊急症	代謝内分泌科などと標榜している施設もある。
神経（内）科	中枢神経・末梢神経系疾患	てんかん発作、脳血管疾患	施設により神経内科、脳外科に分かれる。初療は神経内科が担当し、手術や血栓回収術の適応がある場合は脳外科が担当する場合もある。
心療内科	心身症、ストレスなどによる疾患	パニック症候群	傷病者がアプローチしやすいよう精神科医師が担当していることが多い。この場合、救急傷病者を受け入れないことも多い。
小児科	乳幼児から思春期までの疾患	小児喘息、小児の感染症	喘息や学膜症など、成人後もかかりつけが小児科の場合がある。

診療科			
（消化器）外科	消化系の疾患、外傷	腹部外傷	単に「外科」といった場合は、消化器外科を指すことが多い。消化器内科がしっかりしている施設では、外傷以外の初療は消化器内科に任せることが多い。最近は血性閉塞による止血療法を選択することもあく、その場合は担当するのは放射線科・救急科などに分かれる。
呼吸器外科	呼吸器系の外傷、胸膜疾患	胸部外傷、気胸	呼吸器内科がしっかりしている施設では、外傷以外の気胸は呼吸器内科に任せることが多い。
整形外科	脊椎、四肢の外傷、骨折	骨折、脱臼	肋骨骨折は、気胸や肺損傷があると診れないと拒否する施設が多い。最近は、「手」「背椎」など専門分化が進み、それ以外は診療できないとする医師も増えている。
心臓血管外科	心臓や血管の外科手術	大動脈解離、心臓手術後	最近は「心臓」「血管」など専門分化が進み、医師も増えている。それ以外は診療できないとする施設もある。大動脈解離は、循環器内科が担当する施設もある。
小児外科	小児の外科的疾患	急性虫垂炎、外傷	
形成外科	顔面外傷、熱傷		重症（広範囲）熱傷は、"全身管理が必要で担当しない"とする施設が多い。
皮膚科	皮膚の病変、熱傷	熱傷	重症（広範囲）熱傷は、"全身管理が必要で担当しない"とする施設が多い。
眼科	眼疾患	急性緑内障	
泌尿器科	（腎臓）、尿路、男性生殖器疾患	尿路結石（急性腎不全）	尿路結石は泌尿器科が扱うことが多い。尿路結石に伴う急性腎盂腎炎は施設により腎臓内科・泌尿器科に分かれる。泌尿器科が人工透析を担当している施設もある。
産婦人科	妊娠、出産、女性の生殖器疾患	分娩、子宮外妊娠	妊婦の疾患は、（他の疾患でまた妊娠していても）母子手帳のある「妊婦」として扱うことが多い。婦人科診をしているかかりつけ医療機関以外は、診療しないとする施設が多い。
精神科	精神疾患、自傷、自殺未遂		救急傷病者は診療できないとする施設が多い。

・その他、農薬中毒・農薬以外のオーバードーズ、寝たきりの傷病者、ひとり暮らしなどは、受け入れに難色を示すことが多い。
・消防法第35条の5「傷病者の搬送及び傷病者の受け入れ実施に関する基準」に基づき、医療機関の選定困難事案の発出をなくとともに、医学的観点から質の高い、傷病者の状況に応じた適切な搬送及び搬送入体制を構築することを目的に、日頃から地域MC協議会などで話し合っておく必要がある。

付録：参考文献

1) Ono H：Utilization of ICT for Developmental Education in Japan and the US；the present and the future. Journal of Multimedia Aided Education Research 5：1-10, 2008.
2) Scott LA, Brice JH, Baker CC, et al：An analysis of paramedic verbal reports to physicians in the emergency department trauma room. Prehosp Emerg Care 7：247-251, 2003.
3) Huibers L, Keizer E, Giesen P, et al：Nurse telephone triage；good quality associated with appropriate decisions. Fam Pract 29：547-552, 2012.
4) Shah A, Carter T, Kuwani T, et al：Simulation to develop tomorrow's medical registrar. Clin Teach 10：42-46, 2013.
5) Shimura A, Oda T, Ishizuka H, et al：Motivational and learning effects of e-learning for English classes of three Universities. J of JSEE 62：40-46, 2014.
6) Iwashita T, Gozu S, Yokoyama C, et al：Preliminary report of misunderstanding concerning the first call of the ambulance service at the scene between fire stations and medical institutions: multidisciplinary simulation using the injury photograph. 日臨救急医会誌 19：493-498, 2016.
7) Goldberg SA, Avital Porat A, Strother CG, et al：Quantitative Analysis of the Content of EMS Handoff of Critically Ill and Injured Patients to the Emergency Department. Prehosp Emerg Care 21：14-17, 2017.
8) Freytag J, Stroben F, Hautz WE, et al：Improving patient safety through better teamwork；how effective are different methods of simulation debriefing? Protocol for a pragmatic, prospective and randomized study. BMJ Open 7：e015977, 2017.
9) Müller M, Jonas Jürgens J, Redaèlli M, et al：Impact of the communication and patient hand-off tool SBAR on patient safety；a systematic review. BMJ Open 8：e022202, 2018.
10) Kunimatsu K, Ishida Y, Takamizawa E, et al：Nurse's difficulties and coping for emergency hot-line in secondary emergency department. Nihon kyukyu kango gakkai zasshi(Journal of Japanese Society for Emergency Nursing) 21：51-59, 2018.
11) Sumner BD, Grimsley EA, Cochrane NH, et al：Videographic Assessment of the Quality of EMS to ED Handoff Communication During Pediatric Resuscitations. Prehosp Emerg Care 23：15-21, 2019.
12) Troyer L, Brady W：Barriers to effective EMS to emergency department information transfer at patient handover；A systematic review. Am J Emerg Med 38：1494-1503, 2020.

13) Hayashi K, Tsujisawa T, Soh I, et al：Computer-simulated learning material for dental hygiene students before the first hospital field trip. Kyushu Shi-Kaishi(Journal of Kyushu dental)74：15-19, 2020.

14) 福島英賢，浅井英樹，川井廉之，ほか：若手救急医のためのオンラインでの緊急度判定講習会を開催して．日臨救急医会誌 23：696-701, 2020.

15) 竹井　豊，安達哲浩，長谷川恵根，ほか：救急救命士養成施設における学生のバイタルサイン測定の正確性．日日臨救急医会誌 23：105-109, 2020.

16) 救急救命士標準テキスト編集委員会：改訂第10版 救急救命士標準テキスト．へるす出版，東京，pp255-256, 2020.

17) 総務省消防庁：平成30年度救急業務のあり方に関する検討会報告書(https://www.fdma.go.jp/singi_kento/kento/kyukyu-arikata.html)(閲覧日：2024.9.29).

付録：参考情報

症例36
〈輸血について〉

・血液製剤を常時大量に準備してある病院は多くない。血液製剤は高価(400mL由来の赤血球製剤は 16,000 円程度)であり、有効期限がある。有効期限は赤血球で 28 日となっているが、期限切れ間際の製剤がくることもある。

・輸血用製剤を管理する日本赤十字社血液センターは概ね各県(県庁所在地)に1ヵ所あるのみである。したがって、遠方の医療機関では至急で注文しても到着するまでには時間を要する。心臓血管外科の手術を常時行っている大学病院などでもなければ、大量の血液製剤を常時ストックしておくことは現実的ではない。

・したがって、このような傷病者はドクターヘリなどを用いてトラウマバイパスを行い、(県庁所在地付近で)輸血用製剤を大量にストックしてある大病院に直ちに運ばない限り、多くの場合救命は困難である。

症例40
〈熱中症について〉

・これまでは「熱中症診療ガイドライン 2015」が広く用いられてきたが、Ⅲ度に相当する範疇が非常に広いため、日本救急医学会が発行した「熱中症診療ガイドライン 2024」では最重症群にあたるⅣ度を設けている。Ⅳ度は深部体温 40.0℃以上かつ GCS ≦ 8 と定義されている。

・深部体温が測定できない場合には、表面体温 40.0℃以上(もしくは皮膚に明らかな熱感あり)かつ GCS ≦ 8(もしくは JCS ≧ 100)と定義される q Ⅳ度を用いることができる。表面体温で q Ⅳ度と考えた場合は、可及的速やかに深部体温測定を行い、重症度を判断する。Ⅳ度と判断された場合には、早急に active cooling を含めた集学的治療を実施する必要がある。

・Ⅳ度が新たに設けられたことにより、従来のⅢ度の中でも重症であることが明らか

になることから、救命救急センターレベルでの受け入れを要請しやすくなることが期待される。
・熱中症Ⅳ度が疑われる傷病者への出動要請がなされた場合には、直ちに冷水浸水(cold water immersion)や蒸散冷却(evaporative plus convective cooling)などの、従来から行われている冷却法の開始を指示する。搬送中も同様に冷却を継続することが望まれる。

■おわりに■

　本書を通じて、救急隊員が病院との連携を円滑に行うための実践的な知識やスキルを提供できればと願っています。救急医療の現場では、一刻一秒が傷病者の命を左右するため、適切な病院連絡の重要性は言うまでもありません。

　また、救急隊員と医療機関の双方が連携を強化し、共通の理解をもつことが、今後の救急医療の発展にとって重要です。各地域の事情に合わせて、さらなる改善と取り組みを続けて頂ければと思います。

　本書が、その一助となり、多くの現場で役立つことを祈念いたします。

令和 6 年11月吉日

竹井　豊

〈編者紹介〉

竹井　豊（たけい　ゆたか）

1971年　石川県生まれ。

新潟医療福祉大学教授。

金沢大学大学院医学系研究科医学博士課程修了。博士（医学）。

白山野々市広域消防本部主査、広島国際大学准教授を経て2017年に新潟医療福祉大学教授に就任。救急救命士。専門分野は救急医学、救急統計。研究領域は救急隊員の身体負担軽減策の検討、効果的な救急医療システムに関する研究など。著書に「必携 救急資器材マニュアル（ぱーそん書房）」などがある。

症例で学ぶ
救急隊員のための病院連絡テクニック
ISBN978-4-907095-95-6　C3047

令和6年12月1日　発行

編　　集 ─── 竹　井　　　豊
発 行 者 ─── 山　本　美　惠　子
印 刷 所 ─── 株式会社 真　興　社
発 行 所 ─── 株式会社 ぱーそん書房

☎101-0062 東京都千代田区神田駿河台2-4-4（5F）
電話（03）5283-7009（代表）/Fax（03）5283-7010

Printed in Japan　　　　　　　　　　　ⒸTAKEI Yutaka, 2024

・本書の複製権・翻訳権・上映権・譲渡権・公衆送信権（送信可能化権を含む）は
　株式会社ぱーそん書房が保有します.
・JCOPY ＜出版者著作権管理機構 委託出版物＞
　本書の無断複製は著作権法上での例外を除き禁じられています. 複製される場
　合には, その都度事前に出版者著作権管理機構（電話 03-5244-5088, FAX 03-
　5244-5089, e-mail：info@jcopy.or.jp）の許諾を得て下さい.